ESTÉTICA
Facial Essencial

Outros Livros de Interesse — COSMETRIA – DERMATOLOGIA

Alcidarta – Cirurgia Dermatológica em Consultório
Alcidarta – Cirurgia Dermatologica em Consultório – segunda edição
Alves – Dicionário Médico Ilustrado Inglês-Português
APM-SUS – O Que Você Precisa Saber sobre o Sistema Único de Saúde
APM-SUS – Por Dentro do SUS
Atala – UNIFESP – Manual do Clínico para o Médico Residente
Barcauí – Dermatoscopia
Basílio – Atlaids – Atlas de Patologia da Síndrome da Imunodeficiência Adquirida
Bedin – Cabelo – Tudo o que você precisa saber
Belda Júnior – Doenças Sexualmente Transmissíveis
Belda Júnior – Doenças Sexualmente Transmissíveis – 2ª edição
Bonaccorsi – Disfunção Sexual Masculina – Tudo o Que Você Precisa Saber
Brandão Neto – Prescrição de Medicamentos em Enfermaria
Carvalho Argolo – Guia de Consultório - Atendimento e Administração
Clementino Fraga – Evocações
Cucé e Festa – Manual de Dermatologia 2ª ed.
Decourt – A Didática Humanista de um Professor de Medicina
Doyle Maia – Faculdade Nacional de Medicina
Drummond – Dor – O Que Todo Médico Deve Saber
Drummond – Medicina Baseada em Evidências 2ª ed.
Elias Knobel – Memórias em Espanhol
Fisberg e Medeiros – Adolescência... Quantas Dúvidas!
Giavina – Alergias
Goldenberg – Coluna: Ponto e Vírgula 7ª ed.
Gottschall – Do Mito ao Pensamento Científico 2ª ed.
Gottschall – Pilares da Medicina
Hospital Israelita Albert Einstein – Protocolos de Conduta do Hospital Israelita Albert Einstein
Izamar – Dermatopatologia
Jatene – Medicina, Saúde e Sociedade
Jopling – Manual de Hanseníase 2ª ed.
Knobel – Memórias Agudas e Crônicas de uma UTI
Levene – Atlas de Dermatologia em Cores – Morfologia das Lesões Individuais;
Distribuição, Agrupamento ou Disposição das Lesões
Lopes – Clínica Médica – Equilíbrio Ácido-base e Distúrbio Hidroeletrolítico 2ª ed.
Lottenberg – A Saúde Brasileira Pode Dar Certo
Marcopito Santos – Um Guia para o Leitor de Artigos Científicos na Área da Saúde

Maria Paulina – Dermatologia Estética
Maria Paulina – Dermatologia Estética – segunda edição
Medronho – Epidemiologia 2ª ed.
Morales – Terapias Avançadas – Células-tronco
Negreiros – Alergologia Clínica
Novais – Como Ter Sucesso na Profissão Médica – Manual de Sobrevivência 3ª ed.
Nuno Pereira – Catálogo das Principais Plantas Responsáveis por Acidentes Tóxicos
Nurimar – Rotinas da Enfermaria de Dermatologia da Faculdade de Medicina da UFRJ
Pereira – Propedêutica das Doenças do Cabelo e Couro Cabeludo
Pereira Ramos – Biossegurança em Estabelecimentos de Beleza e Afins
Perrotti-Garcia – Curso de Inglês Médico
Perrotti-Garcia – Dicionário Português-Inglês de Termos Médicos
Perrotti-Garcia – Grande Dicionário Ilustrado Inglês-Português de Termos Odontológicos e de Especialidades Médicas
Pompeu, Focaccia e Vieira – Atlas de DST – Guia Prático e Dificuldades no Diagnóstico/Atlas de EST – Uno Guia Práctico para las Dificultades en el Diagnóstico (edição bilíngüe Português/Espanhol)
Protasio da Luz – Medicina um olhar para o futuro
Protásio da Luz – Nem Só de Ciência se Faz a Cura 2ª ed.
Ramires – Didática Médica – Técnicas e Estratégias
Ramos e Silva – Fundamentos de Dermatologia
Sanvito – As lembranças que não se apagam
Schettino – Doenças Exantemáticas em Pediatria e Outras Doenças Mucocutâneas
Segre – A Questão Ética e a Saúde Humana
Sylvia Vargas – 1808-2008 – Faculdade de Medicina
Soc. Bras. Clínica Médica – Série Clínica Médica Ciência e Arte
Lopes – Equilíbrio Ácido-base e Hidroeletrolítico 2ª ed. revista e atualizada
Viana Leite – Fitoterapia – Bases Científicas e Tecnológicas
Vilela Ferraz – Dicionário de Ciências Biológicas e Biomédicas
Vincent – Internet – Guia para Profissionais da Saúde 2ª ed.
Volder – Gusmão – Drenagem Linfática Manual – Método
Walter Tavares – Antibióticos e Quimioterápicos para o Clínico (Livro Texto e Livro Tabelas)
Xenon – Xenon 2008 – O Livro de Concursos Médicos (2 vols.)
Zago Covas – Células-tronco

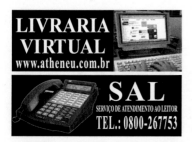

ESTÉTICA
Facial Essencial

Orientações para o profissional de estética

■ ■ ■

Priscila Dal Gobbo

Fisioterapeuta ■ Pós-graduada em Fisioterapia
Dermato-funcional ■ Técnica de Estética Facial e Corporal

Revisão Técnica

Dr. Carlos da Silva Garcia

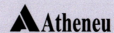

EDITORA ATHENEU

São Paulo — Rua Jesuíno Pascoal, 30
Tel.: (11) 2858-8750
Fax: (11) 2858-8766
E-mail: atheneu@atheneu.com.br

Rio de Janeiro — Rua Bambina, 74
Tel.: (21)3094-1295
Fax: (21)3094-1284
E-mail: atheneu@atheneu.com.br

Belo Horizonte — Rua Domingos Vieira, 319 — conj. 1.104

CAPA: produzida pela Equipe Atheneu
PRODUÇÃO EDITORIAL: Equipe Atheneu
PROJETO GRÁFICO/DIAGRAMAÇÃO: Triall Composição Editorial Ltda.

Dados Internacionais de Catalogação na Publicação (CIP)
(Câmara Brasileira do Livro, SP, Brasil)

Dal Gobbo, Priscila
Estética facial essencial : orientação para o profissional de estética / Priscila Dal Gobbo; revisão
científica Carlos da Silva Garcia. -- São Paulo : Atheneu Editora, 2010.

Bibliografia
ISBN 978-85-388-0107-8

1. Estética facial 2. Pele – Cuidados e higiene 3. Pele – Doenças I. Garcia, Carlos da Silva.
II. Título.

10-01056   CDD-613.488

Índices para catálogo sistemático:
1. Estética facial : Ciências médicas   613.488

GOBBO, D. P.
Estética Facial Essencial

© EDITORA ATHENEU
São Paulo, Rio de Janeiro, Belo Horizonte, 2010

*"Pequem pela falta e não pelo excesso.
Correr o risco não faz parte do jogo da estética."*

TELMA FLORIANO
Professora do SENAC
RJ – 2007

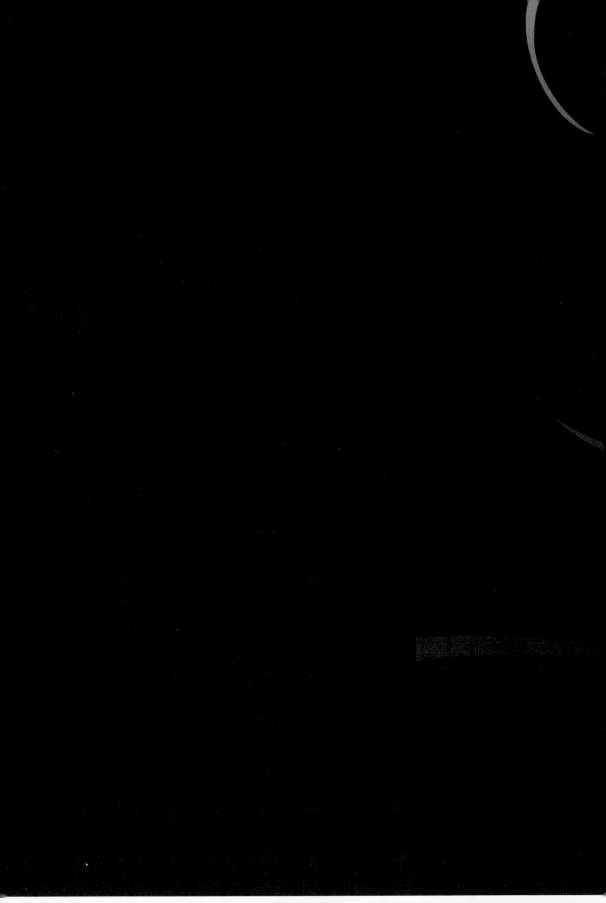

Dedico este livro aos meus pais, Mauro e Alaide,
pelo amor, incentivo e esforços realizados
para a concretização desta obra.

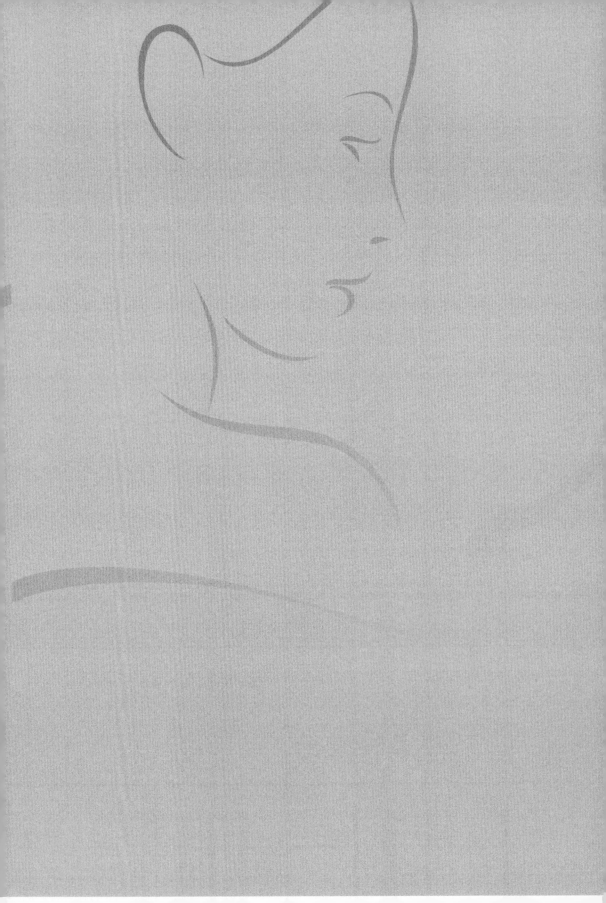

Agradecimentos

gradeço à dedicada equipe da Editora Atheneu pelo profissionalismo que tornou o projeto possível. A Editora conseguiu cumprir as diversas tarefas requeridas para uma excelente qualidade nas imagens, assegurando sua visão criativa e a portabilidade da publicação. Os profissionais envolvidos no processo foram extremamente generosos, encontrando tempo em suas agendas e aceitando animadamente minhas orientações e sugestões durante todas as etapas de redação do livro.

Agradeço à equipe de editoração pela importância dada a este livro, desenvolvendo com qualidade todas as etapas necessárias para esta edição e em especial a Andréa Del Arco que orientou a elaboração do livro.

Agradeço também aos colaboradores dos capítulos, sem os quais o livro não existiria.

Ofereço minha gratidão aos colegas e clientes que deixaram registros fotográficos, em especial a Michele Moraes Campagnac. Na parte de documentação fotográfica, cabe agradecer a cooperação dos fotógrafos Roberto Colloci, Emerson Cardozo, Cristiane Matos e nas ilustrações Maria Aparecida da Silva.

Um agradecimento especial a meu esposo Carlos Garcia por acreditar em mim e por ouvir pacientemente minhas ideias; ele, com suas palavras de incentivo, orientou-me ao longo do caminho, colaborando na revisão técnica do livro e também mantendo-me sempre otimista diante dos obstáculos.

Priscila Dal Gobbo
www.prisciladalgobbo.com.br
esteticarj@ymail.com

Homenagem

Meu reconhecimento à professora Telma Floriano, minha mentora, pelos ensinamentos e exemplos a mim oferecidos, que fizeram com que eu mantivesse no decorrer dos anos sempre o mesmo entusiasmo e o mesmo amor à estética. Ela me apresentou a ideia de escrever o livro aos então futuros profissionais da estética e, acima de tudo, guiou-me sempre, com suas aulas repletas de embasamento científico e discussões sobre diversos mitos e tratamentos estéticos.

Mensagem aos Profissionais

Todo tratamento facial deve ser iniciado pela conscientização do paciente, sem o que não será possível obter sucesso na realização dos objetivos e serviços prestados.

O profissional de estética deve estar ciente de que todos os tratamentos devem possuir protocolos individualizados à cada cliente. Na realidade, o que denominamos protocolo é um tratamento que alcançou seus objetivos. Dentro do protocolo existem diversas técnicas profissionais e, sendo assim, cabe ao profissional analisar, compreender as técnicas e saber diferenciar cada paciente no momento da avaliação cutânea — protocolando, portanto, as técnicas que serão utilizadas em seu tratamento.

Assim, para que possa alcançar êxito na área de estética, o profissional deverá compreender as estruturas anatômicas, avaliar o exame cutâneo e analisar qual é a melhor técnica para atender o paciente.

Desejo sucesso a todos.

PRISCILA DAL GOBBO

Prefácio

O trabalho de estética teve início há cerca de 50 anos, partindo da necessidade de higienização facial. Hoje, existem diversos procedimentos para solucionar os problemas inestéticos do paciente — por isso a necessidade de o profissional de estética estar cada vez mais inteirado dos procedimentos.

Desde meu período de formação em técnicas de estética constatei a necessidade da existência de um livro básico que esclarecesse a estudantes e profissionais as questões da estética facial.

Como fisioterapeuta e esteticista, apresento aqui tópicos relacionados ao desempenho dos profissionais, como fundamentos, protocolos e práticas profissionais, técnicas variadas, indicações, contraindicações, passo a passo de higienização profunda da pele, tratamento de acne vulgar (graus I e II), revitalização, microdermoabrasão, além de um "atlas" colorido de fotos mostrando lesões cutâneas que enriquecem os estudos dermatológicos.

Espero que a publicação estimule os estudantes de estética a ampliar seus horizontes quanto aos procedimentos, além de beneficiar todos os profissionais da estética que a utilizarem.

Colaboradores

■ ■ ■ Carlos da Silva Garcia

Graduado em Medicina pela Faculdade Nacional de Medicina (atual UFRJ — Universidade Federal do Rio de Janeiro)

Título de especialista em Cardiologia

■ ■ ■ Emerson Cardozo das Neves

Graduado em Letras pela UFF — Universidade Federal Fluminense

Pós-graduando em leitura e produção de textos

■ ■ ■ Fábio César Prosdócimi

Graduado em Odontologia pela Unisa — Universidade de Santo Amaro

Especialização em Anatomia Humana pela Universidade de São Paulo — USP

Mestrado em Psicologia (Neurociências e Comportamento) pela Universidade de São Paulo

Experiência na área de Medicina, com ênfase em Anatomia Humana

■ ■ ■ Luiz Sérgio Vieira Dias

Graduado em Engenharia Química pela UFF

Bacharel e licenciado em Química pela UFF

Pós-graduado em Polímeros pelo Instituto de Macromoléculas da UFRJ

Pós-graduando em Informática Educativa pela UERJ/CEDERJ

■ ■ ■ Michelle Moraes Campagnac

Graduada em Ciências Biológicas

Telma Floriano

Graduada em Fisioterapia

Técnica de Estética Facial e Corporal

Professora de Estética

Yasser Issmail Mohsen

Técnico em Eletrônica

Responsável técnico pelo grupo de engenharia clínica do HUAP/UFF — Hospital Universitário Antônio Pedro

Graduado em Psicologia pela Universidade Federal Fluminense

Pós-graduado em Psicossomática e Cuidados Transdisciplinares com o Corpo pela EEAAC (Escola de Enfermagem Aurora Afonso Costa — UFF)

Sumário

Agradecimentos ix

Homenagem xi

Mensagem aos Profissionais xiii

Prefácio xv

Colaboradores xvii

Capítulo 1   **Embriologia e Histologia da Pele** 1
                   Fábio César Prosdócimi

                   Epiderme 2

                   Derme 5

                   Hipoderme 6

                   Receptores Sensitivos 6

Capítulo 2   **Anatomia da Pele** 11
                   Fábio César Prosdócimi

                   Introdução 11

Capítulo 3   **Biossegurança** 19
                   Priscila C. Dal Gobbo & Carlos da Silva Garcia

                   Conduta do Profissional 20

                   Biossegurança no Trabalho do Profissional de Estética 21

Alguns Conceitos 24

Mecanismos de Ações de Esterilizadores, Antissépticos e Desinfetantes 26

Capítulo 4 Cuidados no Manuseio de Aparelhos Eletroestéticos **27**
Priscila C. Dal Gobbo

Capítulo 5 Curiosidades Sobre a História da Eletricidade **29**
Priscila C. Dal Gobbo & Yasser I. Mohsen

As Experiências de Galvani 29

Alessandro Volta 30

A Experiência de Faraday 30

Guillaume-Benjamin-Amand Duchenne 31

Capítulo 6 Conceitos Básicos dos Fundamentos da Eletricidade **33**
Yasser I. Mohsen

A Energia 33

Eletricidade 34

Resistência Elétrica e Lei de Ohm 37

Capítulo 7 Noções de Microbiologia **41**
Priscila C. Dal Gobbo & Michelle Campagnac

Introdução 41

Capítulo 8 Óxido de Alumínio **49**
Priscila C. Dal Gobbo & Luiz Sérgio Vieira Dias

Origem 49

Obtenção 50

Uso em Geral 50

Uso na Estética 50

Sumário

Capítulo 9 Eletrodos **53**
Priscila C. Dal Gobbo

Introdução 53

Capítulo 10 Anamnese e Diagnóstico **59**
Priscila C. Dal Gobbo & Carlos da Silva Garcia

Anamnese Facial 59
Exame ou Avaliação Cutânea 60
Alterações Elementares Básicas para a Anamnese do Profissional de Estética 62
Tipos de Pele 63
Formações de Conteúdo Sólido 63
Formações de Conteúdo Líquido 65
Alterações da Espessura 66
Alterações de Cor (Vasculosanguíneas e Pigmentares) 67
Alterações Vasculares ou Vasculosanguíneas 67
Manchas ou Máculas Pigmentares 68
Pelos 70
Perdas Teciduais (Lesões da Pele) 70
Alguns Termos Técnicos de Interesse do Profissional de Estética 71

Capítulo 11 Classificação e Protocolos dos Tipos de Pele **77**
Priscila C. Dal Gobbo & Carlos da Silva Garcia

Classificação dos Tipos de Pele 77
Protocolos de Limpeza de Pele Conforme os Tipos de Pele 79

Capítulo 12 Higienização Profunda da Pele **83**
Priscila C. Dal Gobbo & Telma Floriano

Introdução 83
Funções da Limpeza de Pele Profunda 84
Conduta do Profissional de Estética 84
Preparação do Ambiente 85
Protocolo de Limpeza de Pele Profunda 85

Estética Facial Essencial

Capítulo 13 Acne 107

Priscila C. Dal Gobbo & Telma Floriano

Introdução 107

Etiologia.. 108

Fisiopatologia da Acne.. 109

Clínica e Diagnóstico.. 109

Classificação da Acne... 111

Glândula Sebácea... 113

Tipos de Acnes.. 115

Retirada de Marcas ou Cicatrizes... 116

Home Care... 117

Protocolo de Tratamento de Acne 118

Etapas do Tratamento da Acne 119

Capítulo 14 Revitalização Facial.. 127

Priscila C. Dal Gobbo

Introdução 127

Processo de Envelhecimento.. 128

Protocolo de Revitalização Facial... 129

Condutas a Serem Escolhidas pelo Profissional Esteticista 129

Protocolo Voltado ao Tratamento Específico da Pele na Revitalização 130

Capítulo 15 Galvanopuntura 137

Priscila C. Dal Gobbo

Eletrolifting, Galvanopuntura ou Mesolifiting.. 137

Capítulo 16 Microdermoabrasão 141

Priscila C. Dal Gobbo

História do Peeling na Estética 141

Microdermoabrasão 142

Capítulo 17 O Papel do Fonoaudiólogo 155

Priscila C. Dal Gobbo

O Papel da Fonoaudiologia Estética no Tratamento de Revitalização Facial......... 155

Ficha de Anamnese Facial Homem 157

Ficha de Anamnese Facial Mulher 159

Ficha de Anamnese Facial com Microdermoabrasão 161

Ficha de Controle de Limpeza de Pele 162

Ficha de Controle de Microdermoabrasão (Peeling de Cristal) 163

Ficha de Controle de Microdermoabrasão (Peeling de Diamante) 164

Ficha de Controle de Revitalização Facial 165

Ficha de Controle de Tratamento de Acne 166

Atlas Fotográfico 167

Referências Bibliográficas 193

Índice Remissivo 197

CAPÍTULO 1

Embriologia e Histologia da Pele

▶ Fábio César Prosdócimi

Sabe-se que o corpo humano é formado por células, tecidos, órgãos e sistemas. A pele é considerada o maior órgão do organismo e encontra-se formada por camadas e anexos.

A partir da fertilização, o zigoto sofrerá clivagem (divisão mitótica), originando blastômeros. Após três dias, uma mórula (12 a 16 blastômeros formam uma mórula) poderá ser implantada no endométrio uterino. Nesse tempo, forma-se uma cavidade na mórula, originando-se então o blastocisto. Quatro a cinco dias depois da fertilização, o blastocisto invade o epitélio endometrial e o estroma adjacente.

Em seguida observa-se a formação de um disco embrionário bilaminar (epiblasto e hipoblasto) e de uma dilatação do hipoblasto indicativa da futura região cranial.

No início da terceira semana, nota-se que o disco embrionário agora é trilaminar: endoderme, mesoderme e ectoderme. Forma-se, então, a linha primitiva, a notocorda, tubo neural, crista neural, somitos, celoma.

Estética Facial Essencial

É dessa notável formação decorrente do desenvolvimento embrionário — por meio de divisões mitóticas, induções de diferenciação e nutrição adequada — que se desenvolvem todos os tecidos do corpo, cada um derivado de um desses tipos de folhetos embrionários. Assim, como exemplos, podemos citar que os folhetos embrionários formam, em diferentes momentos, os seguintes tecidos:

- endoderme: fígado, pâncreas, regiões associadas ao intestino;
- mesoderme: músculos, vasos sanguíneos, tecido conjuntivo, derme;
- ectoderme: tecido nervoso, epiderme, boca.

A pele apresenta várias funções. Entre as mais importantes, destacamos:

- proteção mecânica;
- barreira hídrica;
- excreção;
- termorregulação;
- defesa contra diversas infecções;
- participação na síntese de vitamina D;
- percepção sensorial;
- sinais sexuais.

A pele é formada por duas camadas: a mais externa é denominada "epiderme"; a mais interna, "derme". Cada uma delas apresenta camadas distintas:

- epiderme: camadas (ou túnicas) — basal, espinhosa, granulosa, lúcida e córnea (da mais profunda para a mais superficial);
- derme: camadas reticular e papilar (da mais profunda para a mais superficial).

Epiderme

A **camada basal** (ou estrato basal) é também denominada germinativa, apresentando-se como a camada mais profunda da epiderme, com células cilíndricas ou cúbicas situadas sobre uma membrana basal.

Apresenta atividade mitótica e, enquanto algumas células permanecem na própria camada basal, outras se diferenciam para a superfície, em um processo que origina os estratos:

- **espinhoso** (que, junto com a camada basal, forma o estrato de Malpighi) e cujas células poligonais apresentam um núcleo achatado no sentido súperoinferior;
- **granuloso**, formado por várias camadas de células achatadas;
- **lúcido**, que nem sempre está presente;
- **córneo**, o mais superficial, com células anucleadas e com citoplasma rico em queratina, muitas vezes formando escamas que se desprendem.

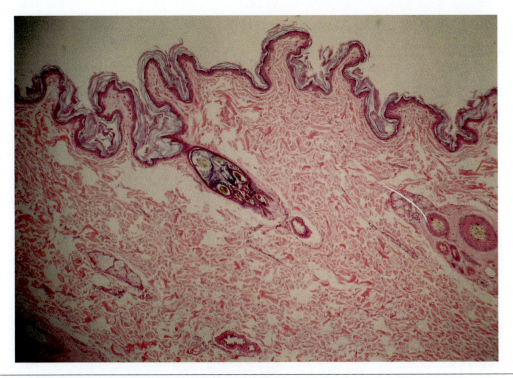

▲ Figura 1.1 Corte Histológico da pele fina.

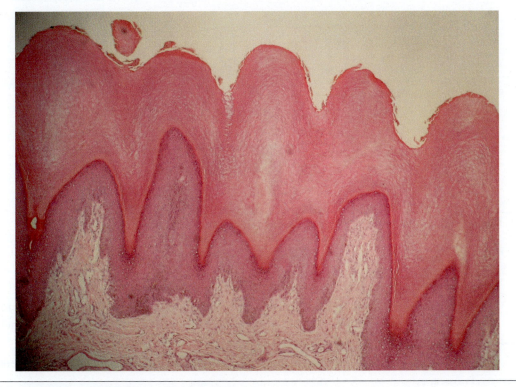

▲ Figura 1.2 Corte Histológico da pele grossa.

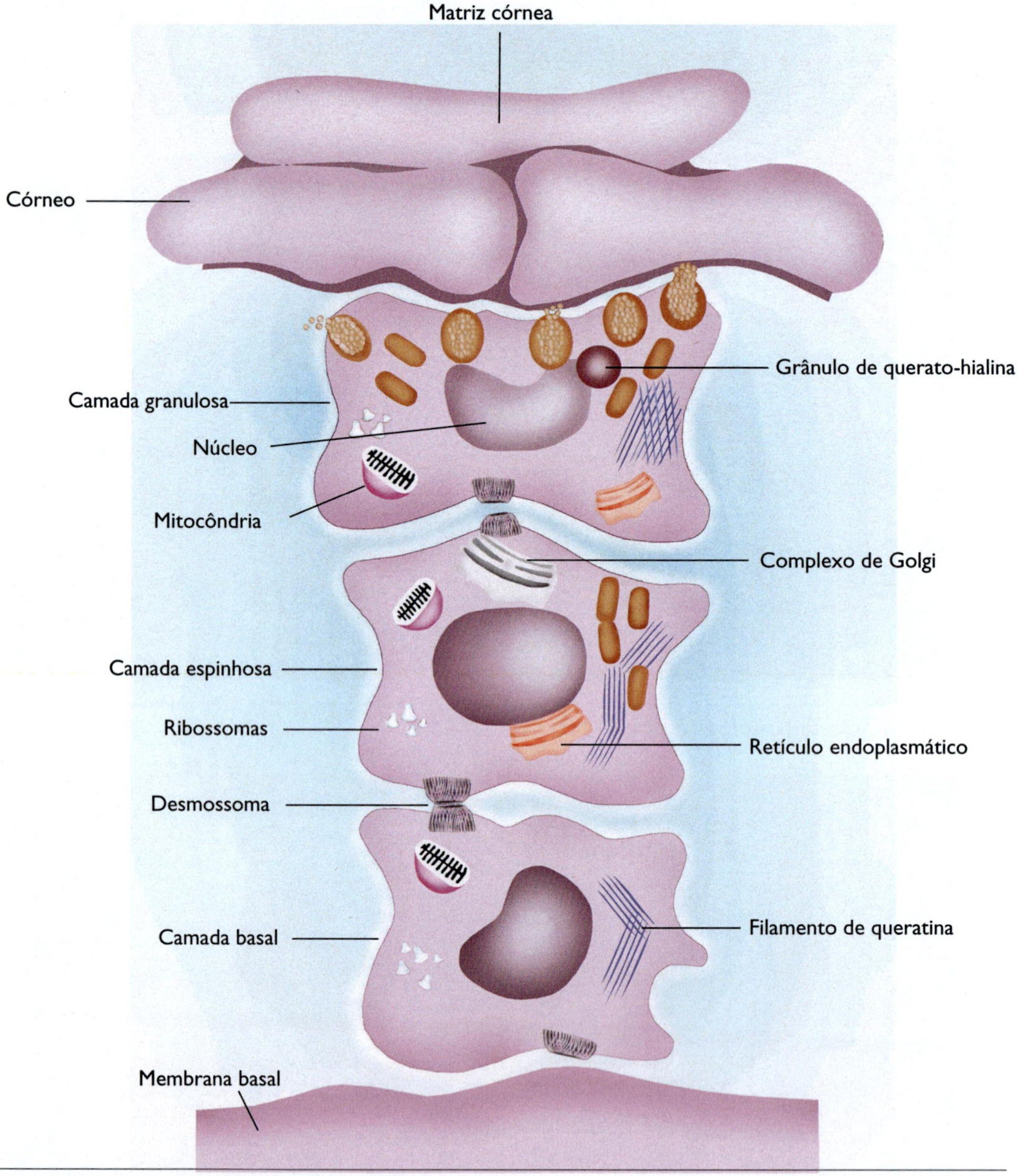

4 | Estética Facial Essencial

Figura com esquema dos estratos epidérmicos, com as seguintes legendas:

- Matriz córnea
- Córneo
- Grânulo de querato-hialina
- Camada granulosa
- Núcleo
- Mitocôndria
- Complexo de Golgi
- Camada espinhosa
- Ribossomas
- Retículo endoplasmático
- Desmossoma
- Camada basal
- Filamento de queratina
- Membrana basal

▲ Figura 1.3 Esquema dos quatro estratos epidérmicos.

Existem ainda células que se apresentam na epiderme. São elas:

- queratinócitos — produzem a queratina, filamento proteico intermediário;
- melanócitos — derivam da crista neural; originam os melanoblastos, que posteriormente se diferenciam nos melanócitos. Produzem o pigmento conhecido como melanina, armazenada em pré-melanossomos.
- células de Langerhans — que atuam em conjunto com linfócitos T. Derivam da medula óssea.

Derme

A derme apresenta duas camadas:

- camada papilar, formada por fibroblastos, fibras colágenas e fibras elásticas; fornece suporte à epiderme;
- camada reticular, com espessos feixes de fibras elásticas e colágenas.

A derme apresenta vascularização composta por dois plexos — o plexo subpapilar, presente na camada papilar, formando alças que acompanham cada uma das papilas dérmicas; o plexo cutâneo, presente entre as camadas da derme. A termorregulação deriva de anastomoses entre as artérias e veias desses plexos (ver Figura 1.4).

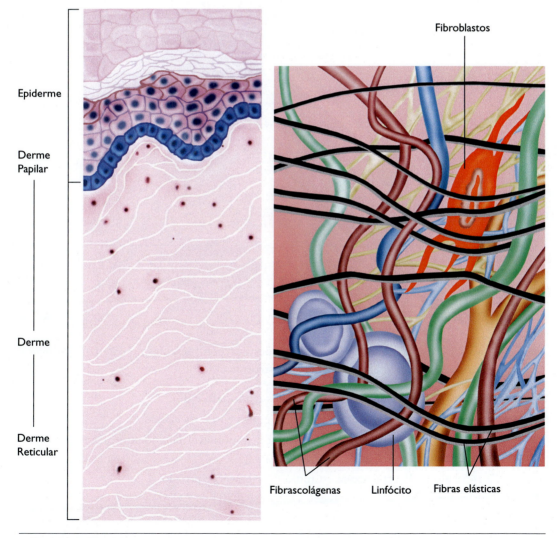

▲ Figura 1.4 Derme.

Hipoderme

A hipoderme não faz parte da pele, apesar de suportar, frouxamente, a derme. É formada por tecido conjuntivo frouxo e células adiposas.

Essa camada também é denominada *tela subcutânea*, sendo ricamente vascularizada pelo plexo hipodérmico, local de escolha de aplicação de fármacos subcutâneos.

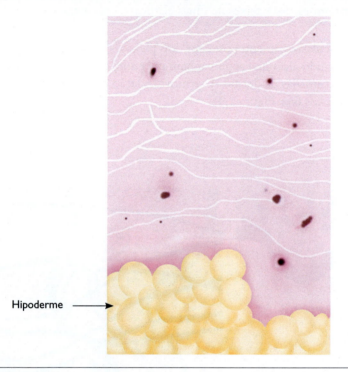

▲ Figura 1.5 Hipoderme.

Receptores Sensitivos

Existem diversas classificações sobre as terminações nervosas presentes no sistema tegumentar. Portanto, vamos descrever apenas as principais estruturas.

- Terminação nervosa livre: capta estímulos como tato e dor.
- Corpúsculo de Merckel: capta estímulos como tato e mecânico.
- Corpúsculo de Meissner: capta o estímulo responsável pela identificação da forma e textura ao tato.
- Corpúsculo de Paccini: capta estímulo de vibração e pressão.

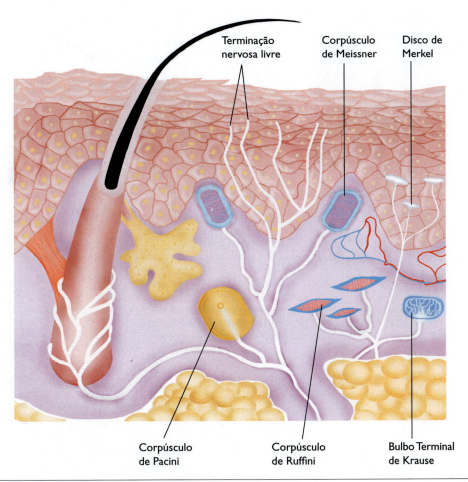

▲ Figura 1.6 Receptores sensoriais da pele.

Anexos da Pele

Pelos

Os pelos originam-se de uma invaginação da epiderme. São delgados e queratinizados, presentes em todo o corpo com exceção de poucas regiões. Crescem de modo não uniforme — ou seja, às vezes apresentam maior ou menor crescimento. Com a formação do folículo piloso, mais dilatado na profundidade, formando o bulbo, observa-se ainda, na intimidade do bulbo, a denominada papila dérmica. O pelo apresenta medula com queratina mole e córtex internamente; perifericamente, com queratina mais compacta.

Associado ao pelo existe um conjunto de fibras musculares lisas, com extremidades inseridas na camada papilar da derme e na bainha conjuntiva do folículo piloso. Essas fibras formam o músculo eretor do pelo, cuja contração determina o fato de os pelos se eriçarem. Esse músculo dispõe-se de maneira oblíqua.

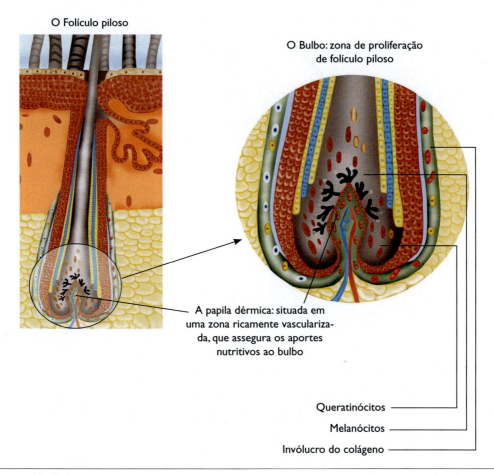

▲ Figura 1.7 Pelo.

Unhas

A placa ungueal ou unha é uma estrutura queratinizada que se dispõe na face dorsal das falanges distais dos dedos dos pés e das mãos. É formada por escamas córneas compactas, aderidas entre si. A distalização das placas explica o crescimento das unhas paradistal, uma vez que o epitélio que as forma localiza-se na extremidade proximal. A cutícula nada mais é do que a camada córnea rompida durante a distalização da unha, que acaba se retraindo.

Glândulas Sebáceas

As glândulas sebáceas localizam-se na pele, com ductos que desembocam no folículo piloso. Em certas regiões, os ductos sebáceos desembocam diretamente na superfície da pele (lábios, glande do pênis, lábios menores do pudendo). Não se observa esse tipo de estrutura na planta dos pés e nas palmas das mãos. A atividade dessas glândulas é reduzida, tornando-se estimulada na puberdade pelos hormônios sexuais. Sua secreção é uma mistura de lipídios (ácidos graxos, triglicerídios, colesterol etc.).

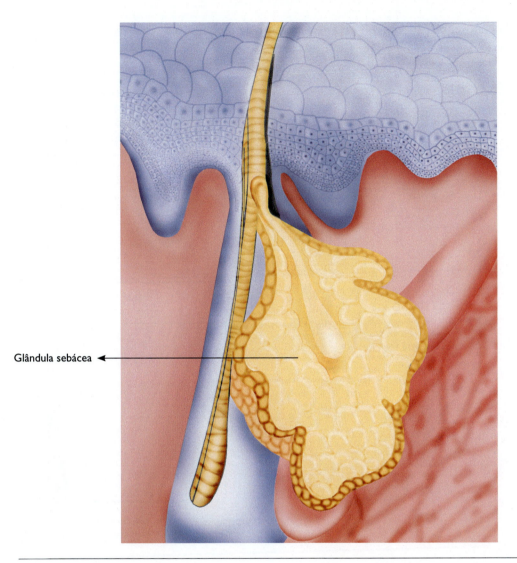

▲ Figura 1.8 Glândula sebácea.

Glândulas Sudoríferas

As glândulas sudoríferas são numerosas e encontradas por toda a pele (com exceção da glande do pênis).

Existem dois tipos de glândulas sudoríferas: as *merócrinas* e as *apócrinas*.

As merócrinas são aquelas que apresentam ducto que se abre na superfície da pele. São enoveladas e tubulosas. Seus ductos não se ramificam. Apresentam dois tipos de células — as claras, que produzem a parte aquosa do suor; e as escuras, que produzem uma secreção rica em glicoproteínas. O ducto apresenta-se com curso helicoidal ao atravessar a epiderme.

As apócrinas, que se localizam nas axilas, no períneo, na região pubiana e na aréola mamária, desembocam no folículo piloso.

Na constituição do suor, observa-se a presença de proteína, sódio, potássio, ureia, amônia e ácido úrico.

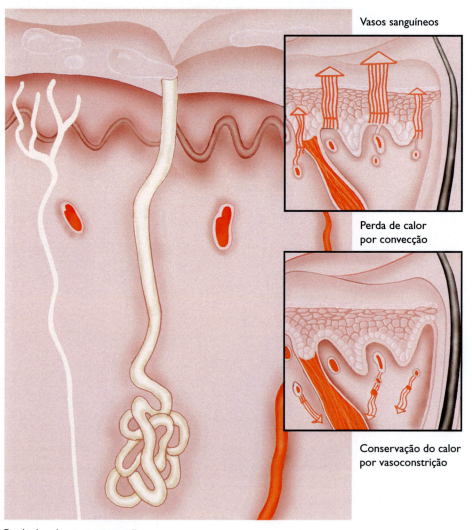

▲ Figura 1.9 Glândula sudoríferas.

CAPÍTULO 2

Anatomia da Pele

▶ Fábio César Prosdócimi

Introdução ■ ■ ■

O sistema tegumentar é composto por duas partes: a pele e seus anexos.

Sabe-se que a pele é um órgão e que forma, tanto em peso quanto em área de superfície, o maior órgão do corpo humano. Devido a esse fato, apresenta-se com grandes variações em sua estrutura em diferentes regiões do corpo.

A pele varia muito em sua espessura — daí os termos pele espessa (grossa) e fina (delgada) —, com funções específicas de proteção contra luz ultravioleta, traumas químicos, mecânicos (fricção, atrito...) etc. Apresenta-se ainda como uma barreira protetora contra umidade e infecções e, apesar de possuir bactérias e fungos em sua superfície, somente com uma solução de continuidade esses micro-organismos poderão penetrar nos tecidos adjacentes.

É também o maior órgão sensitivo do corpo; com diferentes receptores, conserva a temperatura e sintetiza o colecalciferol (vitamina D_3) após a ativação cutânea de seu precursor (7-deidrocolesterol). A pele ainda apresenta interesse clínico na detecção de condições patológicas — por exemplo, a icterícia, a cianose, a anemia. Além disso, também pode estar associada à excreção de sais e à sinalização sexual.

Os anexos da pele são as placas ungueais (unhas), os pelos e as glândulas sebáceas e sudoríferas.

As camadas da pele e sua disposição foram tratadas no capítulo anterior.

Neste capítulo, vamos abordar alguns aspectos pouco explorados no cotidiano do terapeuta facial, como a disposição dos músculos da expressão facial (ou da mímica ou ainda dérmicos). Aprender sobre a disposição das fibras mais superficiais desses músculos pode facilitar o entendimento da aplicação das mais variadas técnicas de tratamento realizadas na face.

Convém lembrar alguns conceitos importantes:

- todos os músculos da expressão facial são do tipo estriado esquelético, ou seja, são voluntários e se contraem quando desejamos (salvo em algumas patologias, como tiques nervosos);
- todos são superficiais e estão aderidos pelo menos em uma das extremidades na pele;
- todos são inervados por ramos do VII par de nervos cranianos, o nervo facial, motor comum a esses músculos tão característicos do ser humano;
- tem-se como conceito de origem de um músculo *a extremidade que não se desloca durante sua contração*. Também denominado *ponto fixo*;
- tem-se como conceito de inserção de um músculo a *extremidade de um músculo que se desloca em direção à origem durante sua contração*. Também conhecido como *ponto móvel*;
- a origem situa-se em uma região óssea do crânio. Aconselha-se a utilização de um atlas de anatomia humana para uma melhor visualização desses detalhes ósseos, com maior precisão e qualidade de estudo.

Músculo Platisma

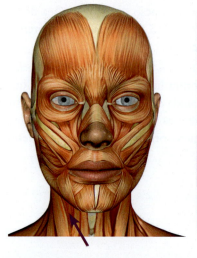

Origem	esterno, clavícula, articulação esternoclavicular e acrômio da escápula.
Inserção	base da mandíbula (do tubérculo mentual até região de segundo molar). Feixe superficial de fibras chega ao ângulo da boca.
Função	tracionar láteroinferiormente o ângulo da boca e distender a pele da região ântero-lateral do pescoço.
Inervação	nervo facial.

Músculo Levantador do Lábio Superior e da Asa do Nariz (Levantador Comum)

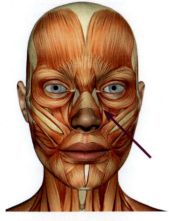

Origem	processo frontal da maxila.
Inserção	lábio superior e asa do nariz (cartilagem alar maior).
Função	dilatar as narinas e levantar o lábio superior.
Inervação	nervo facial (ramos bucais).

Músculo Levantador do Lábio Superior (Levantador Próprio)

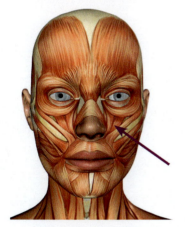

Origem	margem infraorbital.
Inserção	lábio superior.
Função	levantar o lábio superior projetando-o ligeiramente para o anterior.
Inervação	nervo facial (ramos bucais).

Músculo Zigomático Menor (Ausente em Aproximadamente 20% dos Indivíduos)

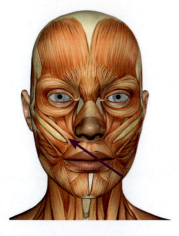

Origem	corpo do osso zigomático.
Inserção	lábio superior.
Função	levantar o lábio superior e acentuar o sulco nasolabial.
Inervação	nervo facial (ramos bucais).

Músculo Zigomático Maior

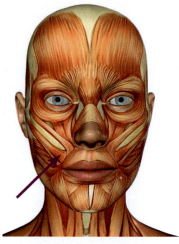

Origem	processo temporal do zigomático.
Inserção	ângulo da boca.
Função	tracionar o ângulo da boca súpero-lateralmente.
Inervação	nervo facial (ramos bucais).

Músculo Levantador do Ângulo da Boca (Canino)

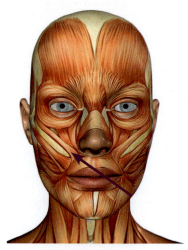

Origem	fossa canina.
Inserção	ângulo da boca.
Função	levantar o ângulo da boca.
Inervação	nervo facial (ramos bucais).
Observação:	o músculo levantador do ângulo da boca é profundo em relação ao zigomático menor.

Músculo Abaixador do Ângulo da Boca

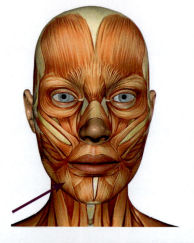

Origem	face externa da base da mandíbula.
Inserção	ângulo da boca.
Função	abaixar o ângulo da boca.
Inervação	nervo facial (ramos bucal e mandibular).

Músculo Abaixador do Lábio Inferior

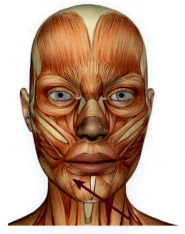

Origem	linha oblíqua da mandíbula, entre a sínfise e o forame mentual.
Inserção	pele do lábio inferior.
Função	abaixar o lábio inferior e tracioná-lo ligeiramente para a lateral.
Inervação	nervo facial (ramos bucal e mandibular).

Músculo Mentual

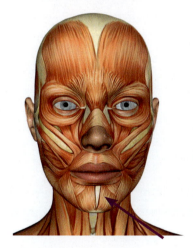

Origem	fossa mentual.
Inserção	pele do mento e lábio inferior.
Função	levantar a pele do mento e everter (projetar externamente) o lábio inferior.
Inervação	nervo facial (ramos bucal e mandibular).

Músculo Orbicular da Boca

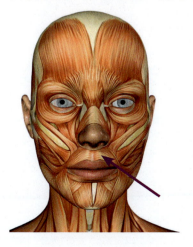

Origem	não apresenta origem esquelética específica definida.
Inserção	rima bucal (lábios superior e inferior).
Função	comprimir os lábios contra os dentes; projetar os lábios anteriormente.
Inervação	nervo facial (ramos bucais).

Músculo Bucinador

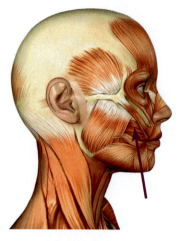

Origem	processo alveolar da maxila (primeiro e segundo molares), tuber da maxila, hâmulo pterigoideo, face medial do ramo da mandíbula.
Inserção	ângulo da boca.
Função	tracionar lateralmente o ângulo da boca, comprimir a bochecha contra os dentes, expulsar o ar da cavidade oral e proporcionar sucção.
Inervação	nervo facial (ramos bucais).

Músculo Risório

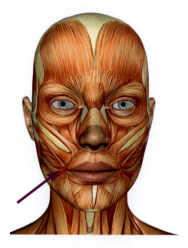

Origem	fáscia massetérica e pele da bochecha.
Inserção	pele do ângulo da boca.
Função	tracionar lateralmente o ângulo da boca (tração leve).
Inervação	nervo facial (ramos bucais).

Músculo Nasal (Partes Alar e Transversa)

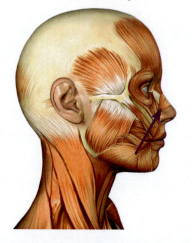

Origem	eminência canina.
Inserção	parte alar: asa do nariz; parte transversa: dorso do nariz, unindo-se à parte do lado oposto.
Função	parte alar: dilatar as narinas; parte transversa: comprimir as narinas.
Inervação	nervo facial (ramos bucais).

Músculo Orbicular do Olho (Partes Palpebral, Orbital e Lacrimal)

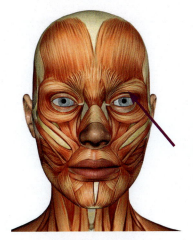

Origem	parte nasal do osso frontal, processo frontal da maxila e crista lacrimal posterior (osso lacrimal)
Inserção	pele ao redor da órbita.
Função	aproximação das pálpebras inferior e superior.
Inervação	nervo facial (ramos temporal e zigomático).

Músculo Corrugador dos Supercílios

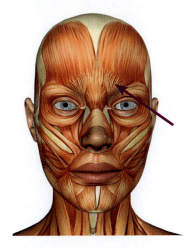

Origem	extremidade medial do arco superciliar.
Inserção	porção lateral da pele do supercílio.
Função	tracionar o supercílio ínfero-medialmente, surgindo rugas verticais na fronte.
Inervação	nervo facial (ramos temporal e zigomático).

Músculo Prócero

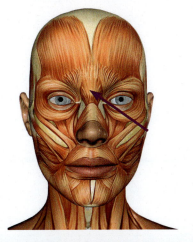

Origem	ossos nasais, próximo à sutura frontonasal.
Inserção	pele da região de glabela.
Função	abaixamento e aproximação dos supercílios.
Inervação	nervo facial (ramos bucais).

Músculo Epicrânico [M. Occipitofrontal]

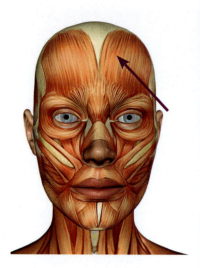

Ventre Occipital	
Origem	linha nucal suprema.
Inserção	gálea aponeurótica.
Ventre Frontal	
Origem	gálea aponeurótica.
Inserção	pele dos supercílios e raiz do nariz.
Função	levantar os supercílios e enrugar a pele da fronte (pregas horizontais).
Inervação	nervo facial (ramo auricular posterior).

Existem as denominadas *linhas de tensão*, regiões cutâneas menos sujeitas às forças dos músculos profundos a essa pele por estarem perpendiculares às fibras dos mesmos. Com isso, determinamos o estudo pertinente à disposição dos músculos da expressão facial e sua aplicabilidade clínica, operatória em cirurgia plástica (regeneradora ou estética) ou estética facial e suas variáveis clínicas.

CAPÍTULO 3

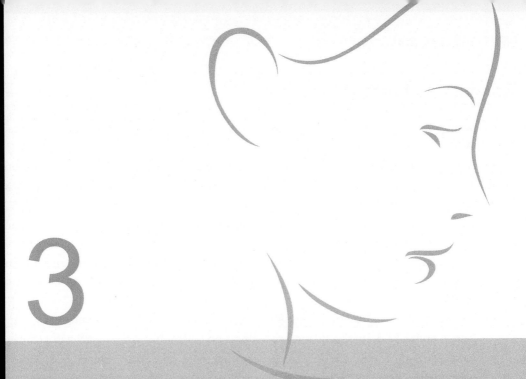

Biossegurança

▶ Priscila C. Dal Gobbo ▶ Carlos da Silva Garcia

A biossegurança é a junção de procedimentos funcionais e operacionais de suma importância na área de Estética Facial, não só como métodos de controle de infecções para o paciente e para o Profissional, mas também como prevenção do meio ambiente, fazendo o descarte de resíduos de uma forma consciente, evitando assim danos à natureza e riscos à saúde pública.

Os profissionais de estética devem utilizar adequadamente os materiais e fazer uso de técnicas de biossegurança tais como: a utilização de máscaras, luvas e toucas, práticas de lavagem das mãos e de higiene pessoal, entre outros, tornando-se qualificados e se diferenciando no mercado de trabalho.

A falta de conhecimento ou de cuidados por parte de alguns profissionais com relação às técnicas de biossegurança compromete o resultado dos tratamentos estéticos. É de grande importância o conhecimento da biossegurança. O profissional de estética deverá ter cuidados essenciais para garantir sucesso nos tratamentos estéticos.

Conduta do Profissional

- Manter as unhas cortadas (curtas); as mãos devem estar limpas; se estiver com esmalte, utilizar cores claras ou translúcidas.
- A assepsia das mãos e dos materiais utilizados deve ser feita entre um paciente e outro.
- Todos os aparelhos estéticos (equipamentos eletroestéticos) devem passar por manutenção periódica preventiva.
- Os materiais metálicos devem ser esterilizados em estufa ou autoclave, sendo devidamente armazenados em locais apropriados.
- Touca, faixa de cabelo, lençóis, protetores de maca, sapatilha ou bata devem ser de uso único e exclusivo do paciente (os materiais podem ser descartados ou lavados com água sanitária).
- Luvas, espátulas de madeira e algodões devem ser descartados em lixeira.
- Após a utilização de agulha de insulina, colocar no coletor descartável para evitar contágio.
- Antes, durante e também após os procedimentos é necessário cuidar da higiene do consultório.
- A espátula de plástico deverá ser lavada com água e sabão.
- Fazer a manutenção adequada dos cosméticos.
- Manter as vestes e os jalecos extremamente limpos.

Normas para cosméticos da Agência Nacional de Vigilância Sanitária (Anvisa) contidas na resolução nº 335 (julho de 1999)

- O profissional deverá seguir a orientação dos fabricantes e respeitar a data de validade dos cosméticos, observando se possuem os rótulos de identificação contendo: nome, marca, lote, conteúdo, prazo de validade, composição, fabricante ou importador, instrução de uso e finalidade. Estes devem ser mantidos em suas embalagens originais, em temperatura adequada e protegidos da luz.
- O profissional deve evitar falar com a boca muito próxima a uma embalagem aberta do cosmético e após o uso fechá-lo imediatamente, para não haver contaminação.
- Os produtos com ativos termossensíveis devem ser mantidos na geladeira e os demais devem ser guardados ao abrigo da luz, da umidade e em local fresco, aproximadamente entre 20 °C e 25 °C.
- Cosméticos que sofrem rápida oxidação — por exemplo, óleos de massagem — devem ser fracionados em pequenos tubos a fim de evitar exposição excessiva ao ambiente.
- Para evitar sobras de cosméticos, habitue-se a utilizar sempre a quantidade necessária do produto, pois uma vez retirado da embalagem original, o cosmético não poderá voltar para ela.
- Não retirar o produto de um pote com as mãos, pois ocorre a contaminação com micro-organismos; a regra geral é: ao retirar o produto do pote, fechar sempre a tampa.
- O profissional deverá armazenar e manusear os produtos cosméticos para evitar a contaminação por micro-organismos e não comprometer os resultados dos tratamentos estéticos.

- Os cosméticos possuem nutrientes e água em suas formulações, ingredientes que facilitam a multiplicação de micro-organismos. A contaminação microbiana de cosméticos altera seu aspecto e os tornarão impróprios para uso.
- Empresas de cosméticos incluem em suas formulações conservantes em quantidades suficientes para garantir sua resistência aos germes; no entanto, se o manuseio e a conservação forem inadequados, bactérias e fungos se desenvolverão, comprometendo o trabalho do profissional de estética.

Biossegurança no Trabalho do Profissional de Estética

O profissional de estética deve evitar contato com a matéria orgânica (sangue e secreções, entre outros). Deverá utilizar barreiras protetoras, que são extremamente eficientes na redução da contaminação microbiana.

Alcançar bons resultados em tratamentos estéticos não depende somente do uso da técnica ou de ativos eficazes, mas também do emprego das técnicas de biossegurança.

Máscaras/Respiradores

A máscara ou o respirador devem ser escolhidos de modo a permitir proteção adequada ao profissional. Na verdade, o profissional deverá pensar em sua saúde, a fim de evitar uma contaminação por micro-organismos.

A máscara não elimina odores e não filtra o ar que respiramos. Por outro lado, o respirador elimina odores e filtra o ar que respiramos. Deve-se usar respiradores de tripla proteção.

Luvas

A proteção das mãos é realizada com o uso de luvas. Elas devem ser usadas para prevenir o contato da pele das mãos com o sangue, as secreções ou mucosas durante a prestação de serviços estéticos. A luva é um instrumento indispensável na realização do trabalho no campo da estética facial e também corporal.

Em cada atendimento o profissional deverá utilizar um par de luvas, que deverá ser descartado após o uso.

O mercado dispõe de diversos tipos de luvas, conforme a finalidade de sua utilização. No caso do profissional de estética, existem dois tipos: as luvas descartáveis de vinil, que não oferecem boa adaptação, e as luvas descartáveis de látex, que oferecem boa adaptação.

Lavagem das Mãos

A mão é a principal ferramenta na área de Estética Facial, pois está em contato direto com a face do paciente a maior parte do tempo. As mãos devem ser lavadas antes e após de qualquer procedimento. É a lavagem das mãos e os cuidados que ajudam na eliminação de sujeiras e diminuição de micro-organismos, evitando assim a infecção cruzada.

Indicações da Lavagem das Mãos

Existem várias situações durante o trabalho do profissional de estética, em que a lavagem das mãos é indicada:

- Após tocar fluidos, secreções e itens contaminados.
- Após a retirada das luvas.
- Antes de procedimentos no paciente.
- Entre contatos com pacientes.
- Entre procedimentos em um mesmo paciente.
- De um paciente para outro.
- De um paciente para o profissional.
- De utensílios permanentes para o profissional ou para o paciente (macas, telefones, aparelhos de estética etc.).

Técnica de Lavagem das Mãos

Materiais

- Sabão (de preferência líquido)
- Toalha de papel

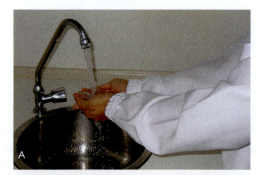
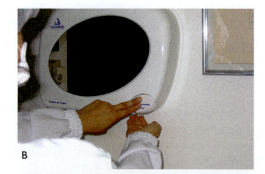
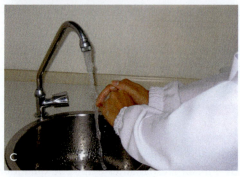
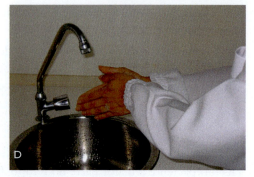

▲ Figura 3.1 (A) Abrir a torneira, regular a água para jato constante e molhar as mãos; (B) Passar o sabão nas mãos (aproximadamente de 2 ml a 5 ml de sabão líquido); (C) Friccionar bem as mãos, para formar espuma; (D) Friccionando palmas com palma.

(continua)

Capítulo 3 • Biossegurança 23

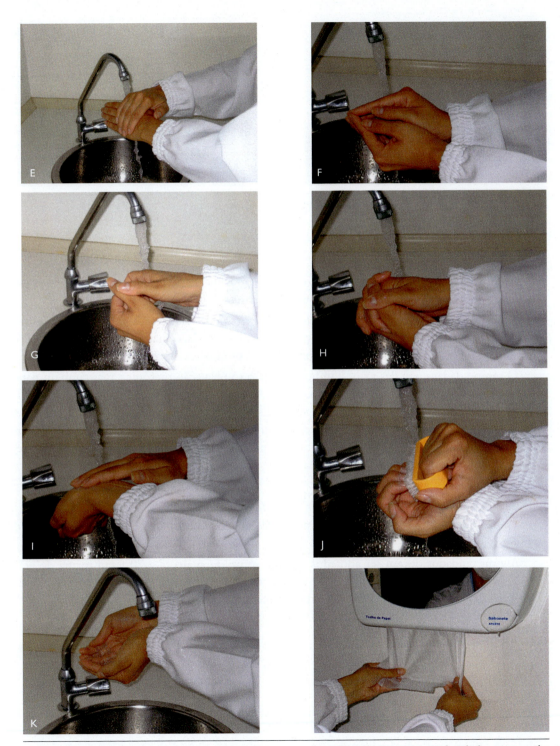

▲ Figura 3.1 (E) Friccionar palma no dorso e dorso na palma; (F) Friccionar ponta dos dedos em concha e vice-versa; (G) Varredura de polegares; (H) Friccionar palma com palma entrelaçada e espaços interdigitais; (I) Punho; (J) Unhas; (K) Com as mãos em concha, jogar água na torneira e em seguida enxaguar as mãos (L) Secar as mãos com papel toalha.

(continua)

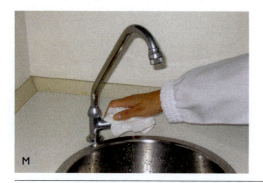 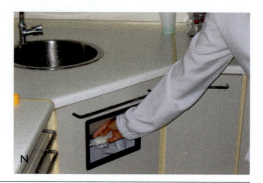

▲ Figura 3.1 **(M)** Com o papel, secar a torneira e fechá-la; **(N)** Desprezar o papel na lixeira.

Procedimento Básico

Somente a lavagem das mãos com água e sabão removerá os germes adquiridos e evitará a transferência de micro-organismos para outras superfícies.

A degermação (lavagem de mãos) é um procedimento de comprovada eficácia para o controle de infecção cruzada, que visa a remoção da flora transitória, células descamativas, suor, oleosidade da pele e, quando associado a um antisséptico, promove a diminuição da flora residente.

O tempo da lavagem das mãos é importante não só pela ação mecânica, mas também para obter o efeito desejado pela ação do antisséptico. Anéis, pulseiras, alianças e relógio devem ser retirados antes de se iniciar a lavagem de mãos. Esses objetos não combinam com o controle de infecção cruzada e nem com o trabalho do atendimento na estética. Devemos nos despojar de tudo para trabalhar; se o relógio é importante para o controle de tempo de serviço, deve-se adquirir um relógio de parede ou de mesa.

Procedimento para Antissepsia das Mãos

A técnica é idêntica à utilizada para a lavagem das mãos, substituindo-se o sabão líquido por um antisséptico.

Alguns cuidados devem ser adotados quando se utiliza o álcool a 70% em forma de gel. Deve-se retirar anéis, pulseiras, relógios e outros adornos; conhecer a técnica de lavagem das mãos; estar ciente de que o álcool não é um emoliente e que, portanto, não retira sujidades.

Alguns Conceitos

Antissepsia

Elimina micro-organismos de uma superfície viva (pele ou outro tecido vivo). Tem por função inibir ou eliminar micro-organismos por meio do uso de agentes químicos. A antissepsia geralmente é feita com substâncias químicas (antissépticos/germicidas). Os agentes antissépticos são usados para reduzir o número de micro-organismos presentes na superfície da pele. Os alcoóis possuem excelente atividade contra todos os grupos de micro-organismos, com exceção dos esporos bacterianos. O *álcool* não é tóxico para a pele, mas resseca sua superfície, pois remove as gorduras. Os *iodóforos* são excelentes agentes antissépticos para a pele, apresentando um espectro de atividade semelhante ao dos alcoóis, sendo ligeiramente mais tóxicos para a pele do que o álcool. A *clorexidina* destrói os micro-organismos com menos eficiência que o álcool, embora tenha uma ampla atividade antimicrobiana. O *paraclorometaxilenol* (PCMX), por ser tóxico e possuir atividade residual, tem sido usado apenas na assepsia das mãos. O *triclosan* é muito eficiente para matar as bactérias, mas não outros micro-organismos.

Antisséptico

Substância ou produto capaz de deter ou inibir a proliferação de micro-organismos patogênicos, em tecidos vivos, em temperatura ambiente.

Assepsia

Conjunto de técnicas necessárias para não deixar que um micro-organismo penetre em um local que não o contenha.

Degermação

Trata-se da remoção de detritos, impurezas, sujeiras e micro-organismos da flora transitória e alguns da flora residente depositados sobre a pele do paciente ou nas mãos da equipe de profissionais.

Descontaminação

Processo que consiste na remoção física dos contaminantes ou na alteração de sua natureza química para substâncias inócuas.

Desinfestação

Exterminação ou destruição de insetos, roedores e outros seres que possam transmitir infecções ao homem.

Desinfetante

Substância ou produto capaz de deter ou inibir a proliferação de micro-organismos patogênicos em ambientes e superfícies em temperatura ambiente.

Detergente

Substância ou preparação química que produz limpeza; possui uma ou mais propriedades: tensoatividade, solubilização, dispersão, emulsificação e umectação.

Esterilização

Esterilização é a total destruição de todos os micro-organismos. Trata-se do uso de procedimentos físicos ou de agentes químicos para destruir todas as formas microbianas, incluindo os

26 | Estética Facial Essencial

esporos bacterianos, as micobactérias, os vírus não encapsulados (sem lipídios) e também os fungos — portanto, visa a destruição dos organismos mais resistentes. Os *esterilizantes físicos* (como o calor úmido e o calor seco) são os métodos utilizados em hospitais. A *filtração* (filtro de ar particulado de alta eficiência) é muito útil para a remoção de vírus, bactérias e fungos do ar, porém o método é incapaz de remover vírus e algumas bactérias menores. A *esterilização por radiação ultravioleta ou ionizante* (exemplo: raio gama e micro-ondas) é muito utilizada, mas implica a necessidade de exposição direta.

Os *esterilizantes a vapor de gás* são comumente usados (como o óxido de etileno) e muito eficientes; o *gás de formaldeído* é de uso limitado porque a substância é carcinogênica.

Esterilizante

Agente físico (estufa, autoclave) ou químico (glutaraldeído a 2% ou formaldeído a 38%) capaz de destruir todas as formas de micro-organismos — inclusive as esporuladas.

Mecanismos de Ações de Esterilizadores, Antissépticos e Desinfetantes ■ ■ ■

As tentativas de se esterilizar objetos utilizando água fervente são ineficientes. A fervura mata os organismos vegetativos, mas não os esporos bacterianos, que permanecem viáveis. Por outro lado, o vapor d'água sob a pressão da autoclave é uma forma muito eficiente de esterilização; a temperatura superior a 100°C mata e provoca a desnaturação das proteínas microbianas. A taxa de extermínio dos micro-organismos durante o processo de autoclavagem é muito rápida, mas influenciada pela temperatura e duração da técnica. As autoclaves operam entre 121°C e 132°C por aproximadamente 15 minutos ou mais.

Alcoóis

A atividade germicida dos alcoóis se eleva com o aumento do comprimento da cadeia — máximo de 5 a 8 carbonos. São utilizados comumente dois tipos: etanol e isopropanol; esses alcoóis são utilizados como bactericidas, contra bactérias na forma vegetativa, as micobactérias, alguns fungos e vírus, não possuindo atividade contra os esporos bacterianos; há também uma atividade fraca contra determinados fungos e contra vírus que não contêm lipídios. A atividade do álcool é maior na presença de água — portanto o álcool a 70% é mais ativo que o álcool a 95%, sendo o álcool um desinfetante comum para as superfícies da pele; caso seja seguido de um tratamento com iodóforos, é extremamente e eficaz para esse propósito, podendo os alcoóis desinfetar objetos como termômetros, cubetas, macas, entre outros.

CAPÍTULO 4

Cuidados no Manuseio de Aparelhos Eletroestéticos

▶ Priscila C. Dal Gobbo

Este breve capítulo relacionará alguns cuidados que o profissional de estética deve ter ao manusear aparelhos eletroestéticos.

- Antes de utilizar o aparelho eletroestético, certificar-se da intensidade ao iniciar a técnica necessária, para que não conduza a choque ou assuste o paciente. Os aparelhos de alta frequência, de endermoterapia, infravermelho, microcorrente, vaporizador (vapor de ozônio) e laser necessitam de controle durante toda a aplicação das técnicas e também se deve respeitar a intensidade de sensibilidade do paciente.
- A corrente elétrica é mal conduzida por eletrodos secos, sendo necessário umidificá-los com água ou com gel — exceto os eletrodos metálicos e adesivos.
- Utilizar aparelhos registrados na Anvisa (Agência Nacional de Vigilância Sanitária).
- Deve-se tomar precauções antes de iniciar o vapor de ozônio, o infravermelho e o laser — por exemplo, proteger os olhos durante as aplicações.

- O funcionamento perfeito dos aparelhos eletroestéticos depende essencialmente de sua manutenção e aferição, bem como do estado dos fios e eletrodos de contato (que devem ser limpos, com fios não quebrados).
- O profissional não deve utilizar benjamins em seus aparelhos.
- Utilizar estabilizadores ou módulos estabilizadores e tomadas individualizadas para cada aparelho.
- Verificar a tensão dos aparelhos (110 ou 220 volts) antes de usá-los. Atualmente, muitos aparelhos têm seleção de tensão automática.
- Nunca utilizar produtos cosméticos ou líquidos voláteis como o álcool quando se faz uso da técnica de alta frequência, pois eles causam riscos de incêndio originados pelas centelhas dos eletrodos.
- Na utilização de aparelhos eletroestéticos, deve-se aumentar os comandos vagarosamente até o máximo que o paciente suporte. O aumento ou a diminuição devem ser realizados lentamente.
- Os aparelhos eletroestéticos de corrente farádica não microprocessados devem ser ligados um pouco antes de se iniciar o tratamento, pois se o profissional aumentar a intensidade precocemente, poderá assustar ou incomodar o paciente desnecessariamente.
- Deve-se manter o recipiente de água do aparelho de vapor de ozônio sempre vazio. Evitar guardar, pois a água parada cria limo, fica suja e pode danificar o aparelho.
- No vapor de ozônio, observar atentamente o nível de água. Manter sempre o nível de água correto, para não estourar o vidro ou até mesmo ocorrer respingos fortes no local para o qual o jato estiver direcionado.
- Antes de iniciar o vapor de ozônio, vire o jato para um local seguro (evite direcioná-lo para o paciente) — assim, evitam-se complicações como as queimaduras (devido aos respingos de água quente).

CAPÍTULO 5

Curiosidades Sobre a História da Eletricidade

▶ Priscila C. Dal Gobbo ▶ Yasser I. Mohsen

As Experiências de Galvani ■ ■ ■

O anatomista e médico italiano Luigi Galvani (1737-1798) era professor de anatomia na Universidade de Bolonha. Ele notou que uma arraia-elétrica produzia descargas elétricas quando em contato com a garrafa de Leiden. Quis, então, descobrir se existia eletricidade em todas as formas de vida.

Em 1786, enquanto dissecava uma rã morta, Galvani notou que a perna do anfíbio se contraía quando a lâmina tocava um nervo. Ele percebeu também que os músculos da rã se contraíam quando entravam em contato com dois metais diferentes — no caso, o latão e o ferro. Assim, concluiu erroneamente que as pernas da rã produziam eletricidade e que os animais provavelmente possuíam eletricidade em seus músculos e nervos, considerando que o fenômeno de contração muscular se devia a uma "eletricidade animal".

Já o físico italiano Alessandro Volta tinha uma opinião diferente, afirmando que a fonte de eletricidade era o conjunto das duas peças de metal. Foi essa teoria que permitiu a ele construir "a pilha de Volta".

Isso tudo graças às observações de Galvani, que fez com que muitos fisiologistas se debruçassem sobre as relações entre a eletricidade e a fisiologia (eletrofisiologia), à custa do sacrifício de diversas rãs.

Alessandro Volta ■ ■ ■

Alessandro Volta (1745-1827) demonstrou que as pernas da rã não continham sua própria forma de eletricidade e que os resultados de Galvani deviam-se, na verdade, ao contato de dois metais diferentes em uma atmosfera úmida. Utilizando essa informação, em 1799 Volta conseguiu construir a primeira bateria elétrica. Ela ficou conhecida como "pilha voltaica" e era composta de discos de prata e zinco com papelão umedecido entre eles. A pilha gerava uma corrente constante de eletricidade. O volt, uma medida de eletricidade, recebeu esse nome em homenagem a ele.

A Experiência de Faraday ■ ■ ■

Michael Faraday nasceu perto de Londres, filho de um ferreiro. Seu primeiro emprego foi em uma livraria, mas em 1813 começou a trabalhar como assistente de laboratório na instituição Real em Londres. Em 1833, tornou-se professor de química daquela instituição. Atualmente, muitas pessoas veem Faraday como o maior dos físicos experimentalistas. Ele foi uma das primeiras pessoas a tentar popularizar a ciência. Em 1826, deu as primeiras palestras sobre ciências para as crianças na Instituição Real e se interessou bastante pela eletricidade e pelo magnetismo.

Em 1820, um cientista dinamarquês chamado Hans Oersted (1777-1851) notou que um fio percorrido por uma corrente elétrica atuava como um ímã, movimentando a agulha de uma bússola que se encontrava próxima.

Investigando o fato mais a fundo, Faraday descobriu que, quando carregava um fio espiralado com eletricidade, uma corrente elétrica também percorria outra espiral separada, que se encontrava próxima. Concluiu, então, que essa segunda corrente devia ter sido gerada pela força magnética da primeira. Argumentou que se a eletricidade que percorria um fio podia produzir força magnética, então o oposto também poderia ser verdadeiro, isto é, uma força magnética deveria produzir uma corrente elétrica. Ele descobriu que quando aproximava ou afastava um ímã de um fio espiralado, ele se carregava de eletricidade. Isso demonstrou que os ímãs por si só podiam produzir uma corrente elétrica e levou Faraday a criar o primeiro dínamo (uma máquina que utilizava energia mecânica para gerar energia elétrica).

Essas descobertas ofereceram inúmeros resultados práticos de longo alcance. O trabalho de Faraday levou à invenção do motor elétrico e ao desenvolvimento de sistemas de grande escala para gerar eletricidade, o que levou à introdução do fornecimento público de energia e ao desenvolvimento de aparelhos elétricos em geral.

Guillaume-Benjamin-Amand Duchenne

O neurologista francês Guillaume-Benjamin-Amand Duchenne (1806-1875) verificou, em 1833, que poderia estimular eletricamente os músculos sem a necessidade de perfurar ou lesionar a pele. Para isso, criou eletrodos revestidos de pano para estimulação percutânea. Esse método foi chamado de "correntes localizadas".

Em 1835, ele estudou a estimulação da corrente farádica em tratamentos de diversas patologias e utilizou eletrodos implantados nos tecidos, o que possibilitou observar o processo de necrose. Assim, constatou que a colocação de eletrodos na pele era suficiente para a estimulação muscular, gerando uma infinidade de tratamentos.

Ele observou que em certos locais ("pontos motores") da superfície do corpo, o músculo, quando estimulado pela corrente farádica, se contraía. Foi aí que começou a identificar as diferenças entre a corrente farádica entre a galvânica.

Galvani realizou uma experiência que transformou uma reação química em eletricidade. Faraday, por sua vez, descobriu que poderia gerar eletricidade por meio de indução magnética. Ambos geram eletricidade — porém, de formas diferentes. Falaremos mais sobre isso no próximo capítulo.

CAPÍTULO 6

Conceitos Básicos dos Fundamentos da Eletricidade

▶ Yasser I. Mohsen

A Energia

Energia é tudo aquilo capaz de produzir calor, luz, trabalho mecânico, radiação, entre outras coisas. A energia pode ser definida como o substrato básico de todas as coisas, sendo responsável por todo e qualquer processo de transformação, propagação e interação que ocorre no universo.

A eletricidade é um tipo especial de energia por meio do qual podemos obter os efeitos já citados. Em aparelhos eletroestéticos, a energia é usada para transmitir e transformar a energia primária da fonte produtora que aciona os geradores em outros tipos de energia que usamos em aparelhos.

Conceitos Fundamentais de Energia: Energia Potencial e Energia Cinética

A *energia potencial* é a energia acumulativa (acumulada), ou seja, é a possibilidade de se produzir trabalho. A *energia cinética*, por sua vez, é a resultante do movimento. Podemos comparar essas energias com a ideia de uma represa em que a água represada representa a energia acumulada (energia potencial). Porém, quando a barragem dessa represa é aberta, a queda d'água faz com que a energia potencial da água antes represada se transforme em energia cinética. Um outro exemplo seria o de uma mola comprimida. A energia acumulada na mola representa a energia potencial. Quando a mola é solta, a energia acumulada se transforma em energia cinética, colocando-a em movimento.

Pode-se dizer que a energia potencial pode se converter em energia cinética e vice-versa.

Eletricidade

Composição da Matéria

Todos os corpos são compostos por matéria e toda e qualquer matéria apresenta em sua essência a *eletricidade*. Cada átomo se constitui de um núcleo no qual existem prótons (com carga positiva) e nêutrons (sem carga). Em torno do núcleo gravitam os elétrons, que são elementos de carga negativa e se situam na porção periférica. O livre movimento dos elétrons forma a corrente elétrica.

Os prótons e os nêutrons constituem o núcleo do átomo, enquanto os elétrons são encontrados na eletrosfera, ao redor do núcleo atômico. Quando um átomo perde ou ganha elétrons passa a ser chamado de *íon*; portanto, torna-se íon positivo quando perde elétrons, ficando eletricamente positivo. Se, ao contrário, ganhar elétrons, ficará carregado negativamente e passará a ser chamado de íon negativo, ficando eletricamente negativo. Quando o número de prótons de um átomo é igual ao de elétrons, dizemos que está eletricamente neutro.

Assim, se um átomo perde elétrons, ele fica positivo, apresentando maior número de prótons do que de elétrons. Se ele ganha elétrons, fica eletricamente negativo, apresentando, assim, maior número de elétrons.

Chamam-se íons os átomos que estão em desequilíbrio, ou seja, ganhando ou perdendo elétrons. Chamam-se *ânions* os íons negativos e *cátions* os íons positivos.

Corpos Bons Condutores e Corpos Maus Condutores

A facilidade com que um elétron da última camada de um átomo qualquer tem de saltar para outros átomos é o que determina sua condutividade elétrica. Um bom condutor é aquele que oferece a menor resistência para o fluxo da corrente, ou seja, os elétrons mais externos, mediante um estímulo apropriado (atrito, contato ou campo magnético), podem ser retirados dos átomos. O cobre, por exemplo, possui um elétron na sua última camada fracamente ligado ao seu núcleo, podendo se deslocar facilmente para outros átomos, sendo considerado, então, um bom condutor de eletricidade. O corpo humano também é um bom condutor, pois apresenta grande porcentagem de água que conduz os íons. Cada elétron se move a uma pequena distância até o átomo vizinho retirando-se, assim, de sua órbita.

Os que não conduzem a eletricidade, ou maus condutores ou isolantes, são os materiais que possuem seus elétrons de valência rigidamente ligados aos seus átomos.

O corpo humano é permeável à corrente elétrica por oferecer baixa resistência à sua passagem; os aparelhos de estética facilitam a condução dos estímulos necessários por meio de eletrodos.

Cabos e fios metálicos são utilizados como eletrodos por serem bons condutores de eletricidade. Por sua vez, os maus condutores são empregados como isolantes.

Os eletrodos constituem a interface que transmite a corrente elétrica por meio da pele do paciente nas sessões de eletroestética. Assim, os eletrodos são fixados à cútis do paciente em duplas, para que a corrente possa circular de um eletrodo para outro. Assim, o equipamento representa o gerador de tensão e o corpo, o circuito que conduz a corrente entre os seus polos. (Mais adiante explicaremos como funciona.)

Ao conectar os eletrodos da fonte geradora ao local da aplicação, observa-se que os elétrons livres começam a se mover em direção ao polo positivo. A energia elétrica atravessa a pele sem encontrar resistência, assim como em outros tecidos, promovendo um efeito sensitivo com leve estimulação das terminações nervosas.

Carga Elétrica

Benjamin Franklin (1706-1790) propôs uma teoria para explicar os fenômenos elétricos, em que todos os corpos possuiriam uma espécie de fluido em sua constituição. As cargas elétricas seriam positivas ou negativas conforme a quantidade com a qual esse fluido se encontrasse em um determinado corpo. Se o corpo tivesse uma quantidade "normal", seria considerado eletricamente neutro. Se possuísse mais do que o normal, seria considerado carregado positivamente; se o contrário, seria carregado negativamente. O atrito entre dois corpos faria com que esse fluido passasse de um corpo ao outro, deixando um mais carregado eletricamente do que o outro.

Considerando que um corpo tem carga negativa quando nele há mais elétrons do que prótons e que tem carga positiva quando possui menos elétrons do que prótons, a Figura 6.1 mostra que dois corpos com cargas iguais se repelem e dois corpos com cargas opostas se atraem.

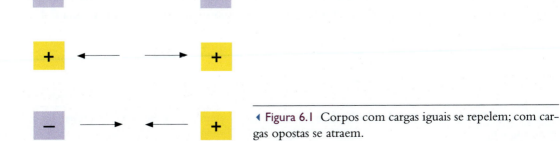

◀ Figura 6.1 Corpos com cargas iguais se repelem; com cargas opostas se atraem.

Outros cientistas que sucederam Benjamin Franklin fizeram novas descobertas em relação à carga e à matéria.

O físico inglês J. J. Thomsom (1856-1940) descobriu o elétron.

Em 1911, Rutherford (1871-1937), por meio de outras experiências, descobriu que as cargas positivas não se distribuem por toda a superfície atômica, chamando as partículas de prótons, que se situam em uma região chamada de *núcleo*. Os elétrons giram em torno do núcleo, assim como os planetas em torno do Sol. E os valores da carga de um elétron e de um próton são iguais.

Em 1913, Niels Bohr (1885-1962) desenvolveu outro modelo atômico que consistia em prótons e nêutrons localizados em um núcleo e os elétrons distribuídos em alguns níveis de energia chamados de *eletrosfera*.

Lei de Coulomb, Corrente Elétrica e Voltagem

Por meio de experimentos, o cientista francês Charles A. Coulomb (1736-1806) conseguiu medir a força elétrica entre dois corpos carregados. Essa força elétrica que existe entre os corpos carregados é diretamente proporcional à carga de cada um deles e inversamente proporcional ao quadrado da distância que os separa. A diferença entre o número de prótons e o número de elétrons vai determinar a quantidade de carga elétrica que um corpo contém.

A equação dada para a Lei de Coulomb é: **F = K.(q1.q2/d.d)**.

Em que **K** é uma constante de proporcionalidade em que os corpos se encontram, **q1** e **q2** são as cargas elétricas de cada um dos corpos respectivamente e **d** é a distância entre os corpos em metros (Figura 6.2).

Para o valor de **F**, a unidade é o Coulomb **(C)**, que é definida como a carga elétrica que passa, durante um segundo, pela seção transversal de um condutor percorrido por uma corrente de um ampere.

Considere uma pilha em que suas extremidades são ligadas a uma lâmpada de lanterna. Quando acionamos o botão liga e desliga da lanterna, passa a existir uma corrente que circula entre o polo negativo para o positivo da pilha, passando pela lâmpada, ou seja, alimentando-a. Para que isso aconteça, entre os polos da pilha deverá existir o que chamamos de *diferença de potencial* (d. d. p.) ou *voltagem*. Essa d. d. p. é determinada pela quantidade de elétrons sobrando em um dos polos (-) e, por conseguinte, pela quantidade de elétrons faltando no outro polo (+). Ao acionarmos o botão, fazemos com que os elétrons que sobram em um dos polos percorram o circuito (fio mais a lâmpada) até o polo em que estes faltam. Assim circula a corrente elétrica (Figura 6.3).

Se esse circuito fechado consome uma corrente de 1 A, significa dizer que a cada seção do condutor, no nosso caso o fio mais a lâmpada, passa 1 Coulomb a cada segundo (Figura 6.4.).

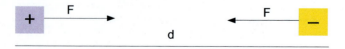

▲ **Figura 6.2** Ilustração da Lei de Coulomb, onde os blocos contendo os sinais + e − representam as cargas q_1 e q_2.

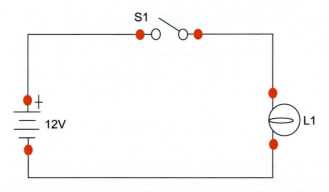

▲ Figura 6.3 Chave na posição aberta. Corrente não circula pelo circuito.

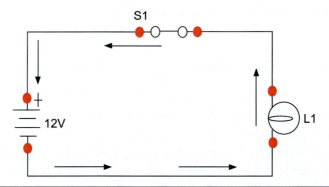

▲ Figura 6.4. Chave na posição fechada. O diagrama mostra o sentido do fluxo de corrente.

Potência e Energia Elétrica

A *potência elétrica* é determinada pelo produto da diferença de potencial (d.d.p.) entre os eletrodos de qualquer tipo de equipamento gerador de eletricidade (dada em volts), com a intensidade da corrente circulante (em amperes).

$$\text{Potência (W)} = \text{volts} \times \text{amperes}$$

Pela fórmula acima, podemos perceber que a potência é sempre diretamente proporcional ao valor da tensão (em volts) e à quantidade de corrente elétrica circulante (amperes).

Resistência Elétrica e Lei de Ohm

Imagine um prédio contendo duas caixas d'água interligadas por um cano. A água que sobe da cisterna entra por uma caixa e se desloca para a outra por meio dele. A vazão de água será mais intensa quanto maior for a espessura do cano e menos intensa quanto menor for essa espessura.

O mesmo acontece com os circuitos elétricos. Repare, por exemplo, em duas lâmpadas: uma de 60 W e outra de 100 W. Percebemos que a primeira lâmpada possui um filamento menos espesso que a segunda. Podemos dizer, então, que a corrente que passa por essas lâmpadas possui intensidades diferentes. Seria como se a lâmpada de 60 W fosse igual ao cano da caixa d'água menos espesso e a vazão de água fosse comparada à intensidade de corrente da lâmpada.

Graças às pesquisas do alemão George Simon Ohm (1789-1854) e aos seus estudos sobre a condução metálica, originou-se o conceito de *resistência elétrica*. A relação entre voltagem e corrente, definida por ele, demonstra que um condutor que possui elevada resistência elétrica e é submetido a uma d. d. p. também elevada é percorrido por uma corrente de baixa intensidade e vice-versa.

$$R = U / I$$

Em que **R** é igual à resistência elétrica em ohms, **U** representa a d. d. p. em volts e **I** é igual à intensidade de corrente em amperes.

Corrente Contínua, Corrente Alternada e Frequência

Uma corrente pode ser chamada de *contínua* quando, no decorrer do tempo, a polaridade de sua d. d. p. não se inverte, ou seja, permanece constante (Figura 6.5).

Por sua vez, a corrente alternada possui a polaridade de sua d. d. p. invertida *x* vezes durante um segundo. Geradores de tensão alternada geram corrente *alternada*, promovendo também o que se chama em eletroestética de eletroestimulação muscular, geradores de microcorrentes e geradores de alta frequência.

Podemos designar *frequência* a quantidade de vezes com que uma fonte geradora de d. d. p. muda sua polaridade ou fase em um segundo. Cada mudança de polaridade é designada *período*.

$$\text{Frequência} = 1 / \text{período}$$

Vemos pela fórmula que o período (s) é inversamente proporcional à frequência (hz). Nesse caso, temos um gerador de corrente alternada (Figura 6.6).

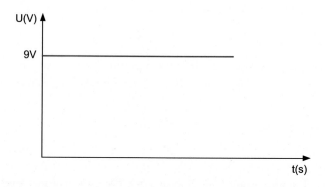

▲ **Figura 6.5** Equipamentos geradores de tensão contínua são utilizados em estética com as técnicas para diversos procedimentos — como desincrustação, ionização etc.

Uma corrente é denominada *pulsante* quando sua d. d. p. oscila do seu valor original (em volts) até zero *x* vezes em um segundo (Figura 6.7).

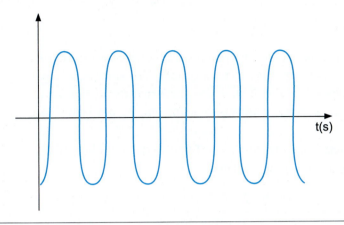

▲ **Figura 6.6** Pulsos de alta frequência (AF) de alta voltagem são utilizados para higienizar a pele, que promove a formação de gás ozônio, que é um ótimo agente bactericida e fungicida.

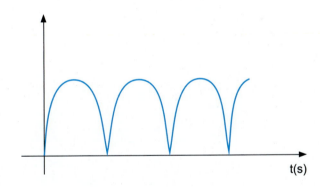

▲ **Figura 6.7** O uso de corrente contínua ou alternada pulsante na escala de microamperes (uA) é feito em equipamentos geradores de microcorrente.

Impedância

Pode-se dizer que a *impedância* é a resistência que um indutor oferece à passagem da corrente elétrica a uma determinada frequência. Da mesma forma que vimos no tópico sobre resistência elétrica, a impedância também é medida em ohms e é expressa pela raiz quadrada da soma dos quadrados da resistência e da reatância associadas ao circuito.

No caso do corpo humano, a reatância pode ser um indicador da massa corpórea magra e também intracelular. Por conterem grande quantidade de água e de eletrólitos, os tecidos com pouca gordura são ótimos condutores de eletricidade. Já os tecidos com muita gordura e ossos oferecem alta resistência à passagem da corrente elétrica e por isso são maus condutores de eletricidade. Dessa forma, por meio de medições de impedância de tecidos do organismo pode-se obter informações sobre suas condições fisiológicas.

Estudos com esses tipos de informação são chamados de *bioimpedância* ou *impedância bioelétrica*.

Capacitância

Os *capacitores* são considerados dispositivos não condutores de eletricidade, mas que possuem capacidade de armazenar carga elétrica quando suas superfícies separadas por um dielétrico (isolante) são expostas a uma d. d. p. Esse dielétrico retém o fluxo de corrente do capacitor, fazendo com que as cargas positivas se acumulem de um lado e as cargas positivas do lado oposto.

A capacitância é medida em Farads (**F**). Quando se conhece a carga e a tensão, sua expressão pode ser escrita da seguinte forma:

$$C = Q / V => Q = C \cdot V => V = Q / C$$

Em que **C** é a capacitância de Farads (**F**), **Q** é a quantidade de carga em Coulombs (**C**) e **V** é a diferença de potencial entre seus dielétricos em volts (**v**).

CAPÍTULO 7

Noções de Microbiologia

▶ Priscila C. Dal Gobbo ▶ Michelle Campagnac

Introdução

A formação da microbiota normal tem início a partir do nascimento, quando, ao passar pelo canal do parto, o bebê recebe os primeiros componentes de sua microbiota. O corpo humano é colonizado por diversos micro-organismos que fazem parte da microbiota normal (flora normal) e que exercem importantes funções: auxiliam na digestão dos alimentos, produzem vitaminas (a vitamina K, por exemplo) e também protegem o hospedeiro da colonização por micro-organismos patogênicos.

O corpo humano é habitado por diversas espécies bacterianas, sendo que algumas vivem de forma transitória e outras em uma relação de parasitismo permanente. A água que bebemos, o ar que respiramos, o ambiente que nos circunda e a comida que ingerimos — tudo é habitado por bactérias. A maioria das bactérias não é patogênica, mas algumas o são e colocam em risco a vida humana.

A microbiota normal se distribui pelas partes do corpo que estão em contínuo contato com o meio externo — portanto, regiões como pele e mucosas.

Para as bactérias, o corpo humano é uma grande coleção de nichos ambientais que fornecem continuamente calor, umidade e alimentos necessários ao seu crescimento. As bactérias adquiriram características genéticas que permitem a entrada, a invasão e a permanência em determinados nichos, realizando adesão ou colonização, e também o acesso a fontes de alimentos que, por sua vez, utilizam enzimas, impedindo sua eliminação pelas respostas não imunes ou imunes do hospedeiro; a bactéria possui essa ação graças à *cápsula bacteriana*.

O termo *flora* é muito empregado para descrever várias bactérias e fungos residentes permanentes de regiões do corpo humano como sistema nervoso central, sangue, brônquios, alvéolos, fígado, baço; os rins e a bexiga são totalmente livres de micro-organismos, exceto aqueles micro-organismos transitórios ocasionais.

As bactérias patogênicas têm mecanismos que promovem seu crescimento no hospedeiro à custa de órgãos e tecidos. Para que se estabeleçam, elas precisam conseguir entrar no corpo do hospedeiro. Os mecanismos de defesa e barreiras naturais do homem — pele, muco, epitélio ciliado e secreções que contenham substâncias antibacterianas (lisozima) — tornam o acesso dos micro-organismos mais difícil.

Algumas vezes pode ocorrer corte, o que origina uma porta de entrada para as bactérias. Algumas vezes a invasão das bactérias pode se deslocar para outras regiões do corpo por meio da circulação sanguínea, o que é denominado *septicemia*. A pele, por sua vez, possui uma camada rígida e espessa de "células mortas", os queratinócitos, que protege o corpo contra infecções.

A pele serve como barreira para a maioria dos agentes infecciosos. Os ácidos graxos livres produzidos pelas glândulas sebáceas e por organismos na superfície da pele, o ácido láctico na transpiração, o pH baixo e o ambiente relativamente seco da pele são condições desfavoráveis para a sobrevivência da maioria dos micro-organismos.

A inflamação é a progressão das respostas protetoras a um desafio bacteriano. Inicialmente, a proteção é oferecida por ativação local e antígeno — específica em escala sistêmica. A inflamação aguda é um mecanismo de defesa inicial e fisiológico para conter a infecção e impedir que ela se espalhe além do foco inicial. As respostas inflamatórias são benéficas, mas também podem causar danos ao tecido e contribuir para os sinais e sintomas.

Os eventos principais na inflamação são expansão dos capilares para aumentar o fluxo sanguíneo (sinais de rubor, calor, edema e dor); aumento na permeabilidade da estrutura do compartimento microvascular, para assim permitir a saída de fluido, proteínas plasmáticas e leucócitos da circulação de origem do edema e também a saída de leucócitos dos capilares; acúmulo e resposta à infecção no sítio do dano, ou seja, o pus.

Algumas bactérias são agentes etiológicos de variadas doenças, tanto nos animais quanto nos seres humanos. Nesse caso, abordaremos a acne, que é uma doença dermatológica benigna. Entender a nomenclatura de centenas de bactérias é muito importante, sendo o desafio de muitos profissionais, mas o domínio aqui estabelecido é sobre a microbiologia da acne, uma relação lógica, porque este livro trata da estética e seus entendimentos do tratamento da acne para o profissional de estética.

Origem e Morfologia da Bactéria

A bactéria tem origem no Reino Monera, que compreende os organismos procariontes, organismos unicelulares simples que não possuem membrana nuclear, mitocôndria, corpúsculos de Golgi ou retículo endoplasmático e se reproduzem de divisão assexuada; na realidade, as bactérias possuem estruturas relativamente simples.

A célula do organismo procarionte apresenta membrana plasmática e citoplasma, sendo que o material nuclear, denominado *nucleoide*, não é delimitado por carioteca, inexistente em células procariontes. Nessas células não há organela delimitada por membranas.

As bactérias e as cianobactérias são os únicos seres vivos que apresentam células procarióticas.

Morfologicamente, as células são organismos muitos pequenos, visíveis somente com o auxílio de um microscópio, medindo aproximadamente cerca de 1 µm de diâmetro (1µm = 1 micra). As bactérias são unicelulares e podem possuir diversas formas:

- bactérias redondas: cocos;
- bactérias alongadas: bacilos;
- bactérias espiraladas: espirilos;
- bactérias que parecem vírgula: vibriões.

Os cocos, e mais raramente os bacilos, podem formar colônias, o que não acontece com os vibriões e espirilos. Assim, as colônias de cocos formam arranjos típicos para espécies particulares de bactéria — diplococos: dois cocos; estreptococos: vários cocos dispostos em fileiras; tétrades: quatro cocos formando um quadrado; estafilococos: vários cocos dispostos em arranjos semelhantes a cachos de uva; sárcinas: vários cocos dispostos em arranjos cúbicos.

Os procariontes, além da falta de um núcleo e de outras organelas, usam um ribossomo menor, o ribossomo 70S; na grande maioria das células bacterianas, a parede celular é de peptidoglicano, que lembra uma "malha" e que circunda as membranas para proteger as bactérias do ambiente. Em alguns casos, as bactérias podem sobreviver, crescer e reproduzir-se em ambientes extremamente hostis em que a pressão osmótica das células é tão baixa, que a maioria das células eucariontes sofreria uma lise, morrendo em contato com um meio tão hostil.

Nas células bacterianas pode haver externamente a parede celular, uma cápsula formada por substâncias viscosas produzidas pela própria célula. A cápsula atua como envoltório protetor, além de aumentar o poder infectante nas espécies patogênicas, sendo que algumas bactérias possuem ou não a cápsula. A partir daí, entendemos que quando ocorre a perda da cápsula, o poder infectante pode ser diminuído ou mesmo eliminado.

Bactérias Gram-positivas e Gram-negativas

A parede da célula bacteriana é complexa, constituindo-se de uma entre as duas formas básicas: as bactérias *gram-positivas* possuem parede celular formada por uma espessa camada de peptoglicano (ou peptidoglicano) e retêm um corante violeta especial utilizado para diferenciar bactérias (método de Gram); as bactérias *gram-negativas* possuem parede celular formada por uma grande e fina camada de peptoglicano e uma camada externa adicional, semelhante a uma segunda membrana plasmática. Por meio do método de Gram, elas não retêm o corante.

44 | Estética Facial Essencial

O antibiótico penicilina provoca a morte da célula bacteriana, pois ele interfere na síntese do peptoglicano, e as bactérias não conseguem sobreviver sem a parede celular para protegê-las.

Parede Celular, Citoplasma e Cromossomo

A *parede celular* é uma estrutura rígida, inerte e externa à membrana plasmática — por essa razão as bactérias possuem menor possibilidade de modificar a forma de suas células.

O *citoplasma* da célula bacteriana contém o DNA do cromossomo, o RNAm, os ribossomos, as proteínas e os metabólitos.

O *cromossomo* bacteriano possui um único círculo formado por duas cadeias contido não em um núcleo, mas em uma área bem diferente conhecida como nucleoide; as histonas estão ausentes para manter a conformação do DNA e para que esse DNA não forme nucleossomos, os plasmídeos, que são os DNAs extracromossômicos pequenos e circulares, que podem ou não estar presentes; esses plasmídeos são encontrados comumente nas bactérias gram-negativas, apesar de não serem essenciais para a sobrevivência celular.

A membrana citoplasmática possui uma estrutura de bicamada lipídica, bem similar à estrutura das células eucariontes, mas a membrana das bactérias não contém esteróis (colesterol); somente os micoplasmas são uma exceção a essa regra.

Das organelas citoplasmáticas presentes nas células eucarióticas, apenas os ribossomos se apresentam também na estrutura procariótica. A única estrutura membranosa no citoplasma da maioria das bactérias é o mesossomo, que consiste simplesmente em uma invaginação da membrana plasmática e que portanto age como uma âncora para ligar e separar cromossomos sintetizados durante a divisão celular. A função dos mesossomos é aumentar a superfície da membrana e atuar como locais de concentração de enzimas, especialmente aquelas relacionadas com a respiração. O DNA da bactéria está ligado ao mesossomo; o DNA bacteriano é uma molécula circular e corresponde ao cromossomo.

As bactérias podem ou não apresentar movimentos. Elas se movimentam por meio de flagelos ou por deslizamento. A maioria das bactérias é heterótrofa, obtendo alimentos por absorção; algumas são autótrofas, obtendo alimentos por quimiossíntese ou por um tipo especial de fotossíntese bacteriana.

As bactérias se reproduzem por um mecanismo assexuado em que uma bactéria dá origem a outras duas de origem genéticas idênticas. Nessa divisão bacteriana, o cromossomo duplica-se e forma-se mais um mesossomo; cada cromossomo se associa a um mesossomo e a partir daí ocorre a citocinese, que dará a origem a duas células-filhas.

Em algumas horas, sob condições ambientais adequadas, uma única célula bacteriana se reproduz em milhares; a bactéria apresenta alto poder de reprodução e todas são geneticamente idênticas, o que se denomina "clone".

Em alguns casos, ocorrem alterações genéticas nas bactérias (mutações) por transmissão de material genético de outra bactéria. Não acontece meiose nos seres procariontes e essa transmissão pode ocorrer por meio de três mecanismos: conjugação, transformação e transdução.

A *conjugação bacteriana* é o intercâmbio e a cópula quase sexual de informações genéticas de uma bactéria, a doadora, para outra bactéria (chamada de receptora).

A *transformação bacteriana* resulta da aquisição de novos marcadores genéticos por meio da incorporação do DNA exógeno ou estranho.

A *transdução bacteriana* é a transferência de informações genéticas para outro bacteriófago.

O crescimento bacteriano se dá por diversas necessidades metabólicas, já que a bactéria requer energia e matérias-primas para a construção das estruturas, proteínas e membranas que perfazem o maquinário bioquímico da arquitetura da bactéria, sendo necessário obter ou sintetizar carboidratos, aminoácidos e lipídios para essa construção.

A necessidade para o crescimento consiste em fontes de nitrogênio, energia, água, carbono e diversos íons. Algumas bactérias, apesar de obterem energia diretamente da oxidação de íons de metal, como o ferro, também têm potencial para obter energia ao metabolizar açúcares, gorduras e proteínas. No entanto, as bactérias possuem seus pré-requisitos para o crescimento e os subprodutos metabólicos.

Algumas bactérias são chamadas de *anaeróbios obrigatórios* pelo fato de o oxigênio ser um veneno para elas — exemplo: a bactéria causadora da gangrena gasosa não cresce na presença de oxigênio.

Algumas bactérias são chamadas de *aeróbios obrigatórios* pelo fato de requererem a presença de oxigênio molecular para crescimento — exemplo: a bactéria da tuberculose.

A maioria das bactérias é chamada de *anaeróbicas facultativas*, porque crescem tanto na presença quanto na ausência de oxigênio.

Micro-organismos que Participam da Acne

Diversas bactérias da pele residem na superfície da camada córnea, na parte superior do folículo piloso; algumas residem nas camadas mais profundas. As bactérias que se localizam mais profundamente têm a função de recolonizar a pele quando os micro-organismos mais superficiais são removidos (por exemplo, após lavagem cuidadosa da pele). Com a antissepsia se diminui em 90% o número de micro-organismos existentes na pele e aproximadamente dentro de 8 horas esse número de micro-organismos é normalizado.

A microbiota comensal da região cutânea predominante são as bactérias *Corynebacterium* e *Propionibacterium*.

A patologia acne mais provável se reflete na atividade da bactéria *Propionibacterium acnes* em secreções sebáceas, podendo levar ao influxo subsequente de células de defesa, principalmente os neutrófilos.

Os principais micro-organismos isolados da superfície da pele e dos ductos pilossebáceos nos pacientes com a patologia acne são:

a) *Propionibacterium acnes* (P. acnes) — as *propionibactérias* são pequenos bastonetes pleomórficos anaeróbios e gram-positivos frequentemente arranjados em cadeias curtas ou aglomerados. São comumente encontrados em pele, conjuntiva, ouvido externo, orofaringe e trato genital feminino e fazem parte da flora normal da pele, podendo causar infecções oportunistas. Sua lípase contribui para a gênese da acne, ou seja, a indução da produção de citosina imunológica está envolvida na patogênese da acne vulgar.

A *Propionibacterium acnes* é encontrada em associação com a atividade secretora das glândulas sebáceas; por essa razão, ela não é encontrada na pele de crianças menores de 10 anos de idade.

46 | Estética Facial Essencial

Micro-organismos como as *Propionibacterium acnes* estão situados mais profundamente nos folículos da derme, onde a tensão de oxigênio é baixa, sendo comuns na patogênese da acne. Esses micro-organismos são anaeróbios ou aerotolerantes, imóveis e capazes de fermentar carboidratos, produzindo ácido propiônico como seu principal subproduto. Existem duas espécies mais comuns isoladas: a *Propionibacterium acnes* e a *Propionibacterium propionicus*. A *Propionibacterium acnes* é responsável por dois tipos de infecções: a acne (conhecida pelos leigos como "espinha") e infecções oportunistas em pacientes com aparelhos prostéticos (válvula cardíaca ou após atos cirúrgicos).

O papel da *Propionibacterium acnes* é estimular uma resposta inflamatória. A bactéria produz um peptídeo de baixo peso molecular. Essas bactérias residem nos folículos sebáceos, atraem os leucócitos e são fagocitadas; depois da liberação de enzimas hidrolíticas bacterianas (lípases, proteases, neuraminidase e hialuronidase), estimulam uma resposta inflamatória intensa. A *Propionibacterium acnes* cresce em muitos meios comuns, embora possa levar de dois a cinco dias para o crescimento aparecer; a acne não tem relação com a eficácia da higiene pessoal, porque a lesão se desenvolve dentro do folículo sebáceo, dentro da glândula sebácea.

O mais importante micro-organismo na patogenia da acne é a *Propionibacterium acnes* e essa bactéria possui esterases que têm a capacidade de hidrolisar os triglicérides das glândulas sebáceas, promovendo a liberação de ácidos graxos livres, cuja difusão pelos folículos pilossebáceos provoca irritação e inflamação. A *Propionibacterium acnes* está presente na flora facial de adultos com ou sem acne. Entende-se que o acúmulo de sebo formado por secreção lipídica excessiva e hiperceratose no infundíbulo conduz ao aumento da bactéria *Propionibacterium acnes* em torno dos folículos pilosos.

A *Propionibacterium acnes* varia quantitativa e qualitativamente, de acordo com diversos fatores — idade, raça, sexo, sítios anatômicos e grau de umidade da pele. Quanto maior a umidade da pele, mais fácil é a multiplicação de bactérias. A *Propionibacterium acnes* é encontrada em todas as pessoas e em todos os tipos de pele, mas principalmente e em maior quantidade na pele acneica e mista.

b) *Propionibacterium granulosum.*

c) *Propionibacterium avidum* (difteroides anaeróbios).

d) *Staphylococcus epidermides* (coagulase negativo) — essa bactéria é encontrada na flora normal da pele e é muito mais frequente que seu parente patogênico, o *Staphylococcus aureus*. O nome *Staphylococcus* é derivado do termo grego *staphylé*, que significa "cacho de uva". A imensa maioria dessas bactérias tem de 0,5 μm a 1,5 μm de diâmetro, é imóvel, anaeróbica facultativa, sendo capaz de crescer em meios contendo alta concentração de sal (por exemplo, 10% de cloreto de sódio) e também em temperatura que varia de 18°C a 40°C. Essas bactérias estão presentes na cútis e nas membranas mucosas do homem. Atualmente, o gênero se apresenta em 35 espécies e 17 subspécies, sendo que muitas não são encontradas no ser humano. O *Staphylococcus aureus* coloniza as fossas nasais do ser humano; o *Staphylococcus capitis* é encontrado onde as glândulas sebáceas estão presentes (por exemplo, na cútis); o *Staphylococcus haemolyticus* e o *Staphylococcus hominis* são encontrados nas glândulas apócrinas (por exemplo, na região da axila). Os *Staphylococcus* são micro-organismos que causam um amplo espectro de patologias que ameaçam a vida, gerando doenças de pele, tecidos moles, ossos, entre outros. A maioria dos *Staphylococcus epidermides* está localizada no estrato córneo, mas alguns são encontrados nos folículos pilosos e atuam como reservatório para o restabelecimento da flora superficial após a lavagem.

e) *Malassezia furfur (Pityrosporum)* — trata-se de uma infecção fúngica da pele; quando visualizada nas escamações cutâneas, encontram-se diversos grupos de células esféricas ou ovais semelhantes a leveduras de parede espessa, com 3 µm a 8 µm de diâmetro — por exemplo, micose superficial, pitiríase (tinea) versicolor; os agentes das micoses superficiais são os fungos que colonizam as camadas externas queratinizadas da cútis, do cabelo e das unhas. Sendo assintomáticos, somente interessam à área de cosméticos; comum em regiões tropicais, afetam aproximadamente 60% da população. A pitiríase versicolor é uma patologia de pessoas "saudáveis" que prevalece em adultos jovens comumente afetados.

CAPÍTULO 8

Óxido de Alumínio

▶ Priscila C. Dal Gobbo ▶ Luiz Sérgio Vieira Dias

Origem

O óxido de alumínio é um produto mineral chamado de "coríndon" e obtido em fornos elétricos por meio dos processos de Bayer e Hall-Héroult. Trata-se de um composto químico de alumínio e oxigênio, também conhecido como alumina na comunidade mineira. Sua fórmula química é Al_2O_3. Esse composto químico é constituído por dois átomos de alumínio e três átomos de oxigênio. É o principal componente da bauxita (minério de alumínio), que é obtida, industrialmente, por meio do processo de Bayer; o Al_2O_3 é quebrado para fornecer o alumínio metálico pelo processo de Hall-Héroult.

Obtenção

Na bauxita encontramos os seguintes minerais: Al_2O_3 Fe_2O_3 e SiO_2 — respectivamente óxido de alumínio, óxido férrico e sílica.

Como nos interessa apenas o Al_2O_3 para a obtenção do alumínio metálico, iniciamos o processo de Bayer.

Coloca-se em solução aquosa (H_2O) a bauxita ($Al_2O + Fe_2O_3 + SiO_2$) $= Al_2O + Fe_2O_3 + SiO_2 + H_2O$.

O óxido férrico (Fe_2O_3) não é solúvel em água.

A sílica (SiO_2) dissolve-se como salicato — $Si(OH)_2$ -[6]

Filtra-se, o FeO_3 é retirado.

Resfria-se, o Al_2O_3 passa a $Al(OH)^3$ e é precipitado, enquanto o silicato continua em suspensão e é retirado.

Assim:

$$2\,Al(OH)_3 + \Delta Q(calor)\Delta Al_2O_3 + H_2O = Al_2O_3.$$

A alumina (Al_2O_3) é então obtida e está pronta para ser comercializada. Trata-se de um produto muito abrasivo, com alto poder de limpeza, devido a sua alta dureza (9 na escala de mohs).

Uso em Geral

O óxido de alumínio pode ser encontrado em pó, na cor cinza ou marrom, para limpeza de materiais em geral. Sua aplicação deve ser realizada em cabines ou em gabinetes de jateamento, para limpeza de peças; portanto, deve ser usado em camadas oxidadas, para limpeza de "carepas" provenientes de tratamento térmico, preparação de superfícies a serem pintadas ou revestidas; é usado também em peças de vidro, plásticos e metais ferrosos ou não.

Uso na Estética

O óxido de alumínio é um excelente material para desenvolver a técnica de microdermoabrasão, tendo se tornado um importante grão abrasivo para jateamento.

Apresenta excelente produtividade nos processos de decapagem biológica, na preparação da pele para tratamento de revitalização, fotoenvelhecimento, retirada de cicatrizes de acne e também em pacientes pós-queimados. Em estética, o óxido de alumínio, de cor branca, é altamente purificado, sob controle de análise.

A granulometria do óxido de alumínio utilizada em microdermoabrasão (peeling de cristal) é de preferencialmente 150 μm. As granulometrias empregadas na estética devem respeitar a características da pele.

Capítulo 8 ▪ Óxido de Alumínio   51

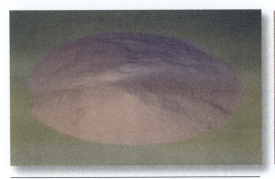 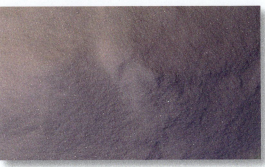

▲ Figura 8.1 O óxido de alumínio não pode ser reutilizado; observar lado direito (fragmentos de pele).

▲ Figura 8.2 Óxido de alumínio altamente purificado e pronto para utilização.

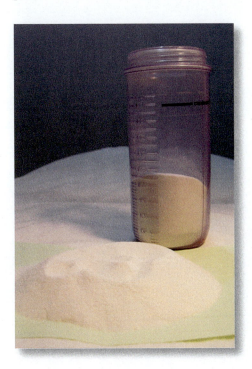

◀ Figura 8.3 Óxido de alumínio com granulometria de 150 μm.

CURIOSIDADE

As pedras preciosas – como o rubi e a safira – são compostas principalmente de óxido de alumínio e suas cores características devem-se a traços de impurezas.

CAPÍTULO

9

Eletrodos

▶ **Priscila C. Dal Gobbo**

Introdução ■ ■ ■

As técnicas de desincrustação, ionização, microcorrente, eletrolifting e eletroestimulação muscular são realizadas por meio de diversos eletrodos cutâneos. Essas técnicas, muito utilizadas pelos profissionais de estética, são procedimentos não invasivos.

Os eletrodos têm como função primordial transmitir ao paciente a corrente que está sendo gerada no equipamento. Eles podem ser confeccionados em materiais diversos — silicone-carbono, autoadesivos, metálicos, esponjas, canetas, esferas, vidros — e formas: redondas, quadradas e retangulares.

Tipos de Eletrodos

- *Borracha ou silicone-carbono* — feito de carbono para aumentar a condutividade; é necessária a utilização de um gel para facilitar a passagem da corrente elétrica. O uso constante pode causar alterações nos íons de carbono, que poderá comprometer sua eficiência. A resistência elétrica pode ser dada pela má qualidade ou pelo uso excessivo. Por esse motivo, considera-se necessária a troca periódica dos eletrodos aproximadamente uma vez ao ano. Para aumentar a condutividade, o adesivo pode ser molhado com água (Figura 9.1).

- *Adesivo ou silicone* — dispensa o uso de gel, mas possui um tempo de vida útil de aproximadamente 10 a 15 utilizações, devendo ser descartado posteriormente. Os eletrodos autoadesivos podem ter um alto grau de resistência à passagem elétrica, mesmo sendo novos; sua qualidade é um fator essencial para se obter bons resultados e deve-se observar a validade, uma vez que o gel autoadesivo perde a condutibilidade com o tempo. A única desvantagem é o alto custo — aumenta o custo da sessão estética e o número de aplicações é menor.

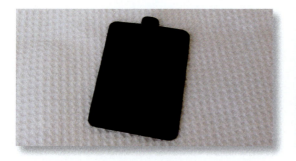

▲ **Figura 9.1** Eletrodo de silicone-carbono.

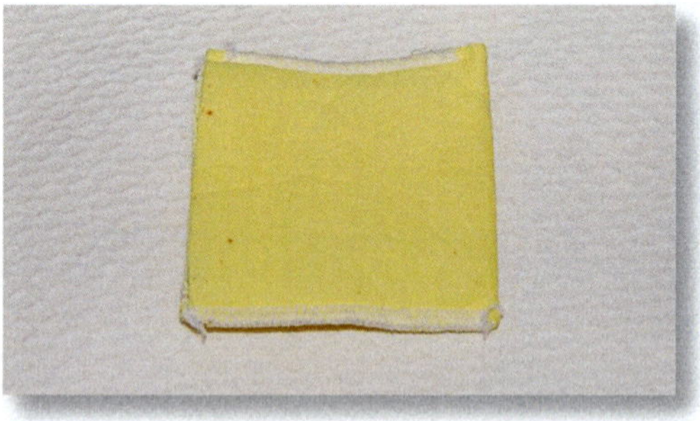

▲ **Figura 9.2** Eletrodo esponja.

- *Esponja* — é necessário molhar, retirar o excesso de água e depois acoplar (ou seja, "aplicar no paciente"); apresenta excelente condutividade (Figura 9.2). Na prática do profissional de estética, há a necessidade de se envolver o eletrodo silicone-carbono no eletrodo esponja, pois os íons contidos na água são suficientes para a transmissão da corrente (Figura 9.3).

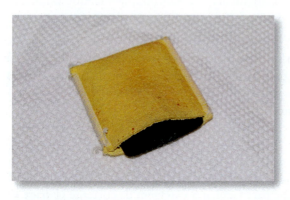

◀ **Figura 9.3** Eletrodo esponja servindo de acoplamento para o eletrodo de silicone-carbono.

Após utilizar os eletrodos, eles devem ser limpos antes de serem armazenados para posterior reutilização.

Eletrodos de Vidro para a Técnica de Alta Frequência

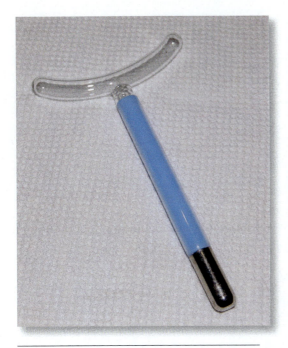

▲ Figura 9.4 Eletrodo forquilha.

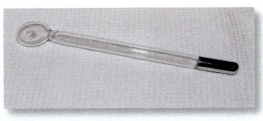

▲ Figura 9.5 Eletrodo cebolinha.

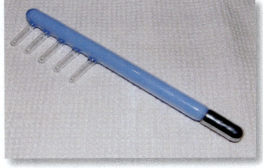

▲ Figura 9.6 Eletrodo pente.

O eletrodo "pente" é empregado nos tratamentos capilares, devido à ação destrutiva de alguns fungos, combatendo sua proliferação (Figura 9.6).

O eletrodo de vidro cauterizador produz uma descarga elétrica ao entrar em contato com a pele, o que auxilia no processo de fechar a lesão acneica (Figura 9.7).

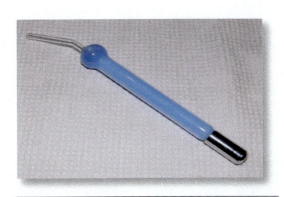

▲ Figura 9.7 Eletrodo cauterizador ou fulgurador.

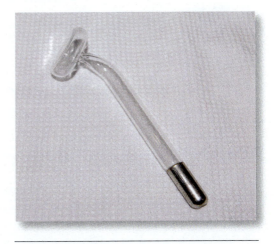

▲ Figura 9.8 Eletrodo cebolão ou standard.

Eletrodos Diversos

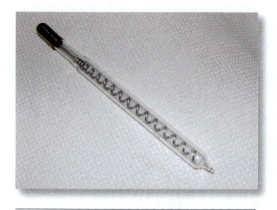

▲ Figura 9.9 Eletrodo saturador.

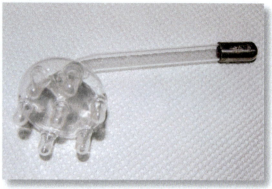

▲ Figura 9.10 Eletrodo "chuveiro" ou "mãozinha".

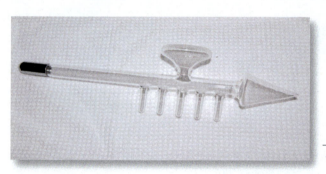

◄ Figura 9.11 Eletrodo 3 em 1.

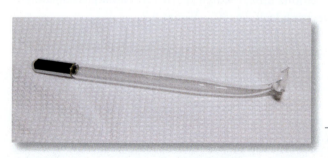

◄ Figura 9.12 Eletrodo rabo-de-peixe.

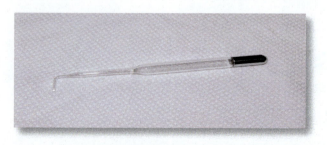

◄ Figura 9.13 Eletrodo.

Capítulo 9 ▪ Eletrodos | 57

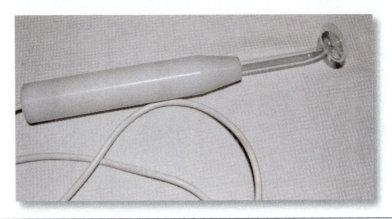

▲ Figura 9.14 Bobina de alta frequência ou manípulo (acoplada ao eletrodo cebolão). A bobina é universal e se acopla a todos os eletrodos de vidro.

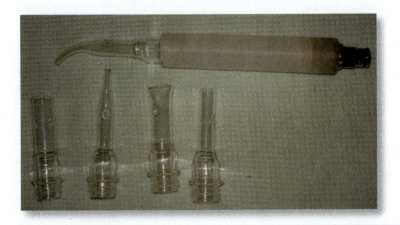

▲ Figura 9.15 Eletrodos para vacuoterapia.

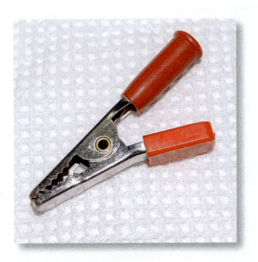

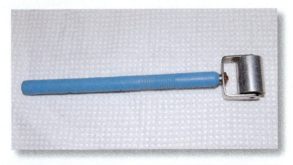

▲ Figura 9.17 Eletrodo "rolinho" para ionização.

◂ Figura 9.16 Eletrodo "jacaré" para desincrustação.

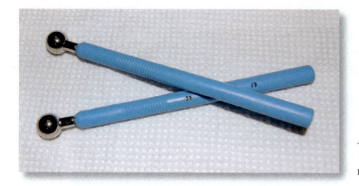

◂ **Figura 9.18** Eletrodo par de esferas bolinhas.

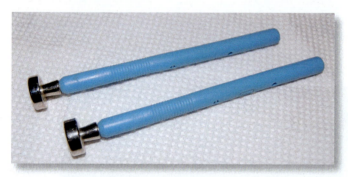

◂ **Figura 9.19** Eletrodo par de esferas.

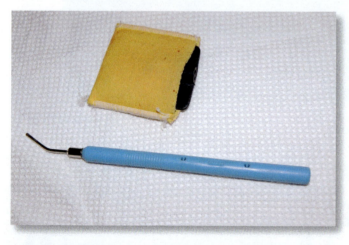

◂ **Figura 9.20** Eletrodo caneta ionizadora + eletrodo esponja e borracha silicone-carbono.

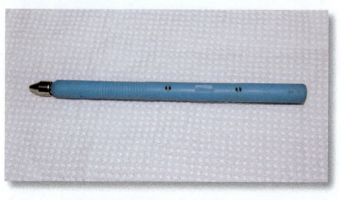

◂ **Figura 9.21** Eletrodo caneta para galvanopuntura com ponteira vazada — micropuntura.

CAPÍTULO 10

Anamnese e Diagnóstico

▶ Priscila C. Dal Gobbo ▶ Carlos da Silva Garcia

Anamnese Facial

Anamnese é a informação ou o histórico do paciente. Tem por objetivo conhecer sua história e iniciar uma boa relação entre o paciente e o profissional de estética. A anamnese deve permitir que o paciente se expresse abertamente e a sua maneira. As perguntas devem ser criteriosas e objetivas, permitindo sempre uma resposta que forneça os detalhes necessários para a avaliação, de forma clara e sucinta.

Termos da Ficha de Anamnese Facial

Dados pessoais dados cadastrais (nome, endereço, telefone, data de nascimento, sexo, profissão, estado civil, entre outros).

Em caso de emergência avisar nome, telefone, médico, convênio médico etc.

60 Estética Facial Essencial

QP (queixa principal) o paciente fala sobre o que o trouxe ao consultório, livremente. A pergunta inicial deve ser objetiva (por exemplo: "O que mais o incomoda?". A resposta deve ser anotada pelo profissional de estética, que utilizará as mesmas palavras do paciente, usando aspas.

Histórico antecedentes e histórico atual do paciente.

Termo de responsabilidade deve ser datado e assinado pelo paciente, concordando com as informações relacionadas na ficha de anamnese.

Avaliação cutânea por meio da avaliação cutânea, o profissional deverá utilizar lupa e luz apropriada para observar detalhes e completar a ficha de anamnese.

Relatório discriminação detalhada das técnicas e dos produtos utilizados em cada sessão.

Exame ou Avaliação Cutânea

Não é raro que o profissional de estética encontre lesões das quais o paciente ainda não tenha conhecimento.

Ao realizar o exame cutâneo, o paciente deverá ser examinado em sala com iluminação (luz solar) ou luz fluorescente. Deve-se utilizar a lupa para observação detalhada da lesão cutânea. A luz matinal continua sendo a melhor para a avaliação, porém, na maioria das vezes, não é possível dispor de local que tenha uma boa luz solar, devido à condição atmosférica ou até mesmo devido ao trabalho noturno de algum tratamento.

A lupa é um instrumento precioso que permite visualizar com mais acurácia as imperfeições e lesões da pele.

A lâmpada de Wood é uma lâmpada de luz azulada que auxilia no diagnóstico de várias lesões dermatológicas, realçando-as com uma coloração especial. No trabalho do profissional de estética, ela é empregada especialmente nas hipocromias e hipercromias. O exame sempre deve ser realizado em um local escuro.

Deve-se abranger a característica original do tegumento no momento da avaliação. É importante que antes de qualquer procedimento estético, o profissional faça um detalhado exame cutâneo. Isso porque cada tratamento facial dependerá do exame cutâneo minucioso da cor da pele, do tipo de pele, dos graus de acne, das sequelas cicatriciais, das alterações vasculares ou pigmentares, das formações líquidas ou sólidas e dos fatores relacionados aos sinais de envelhecimento.

A lesão é encontrada em diversas regiões cutâneas; na ficha de anamnese, deve-se utilizar as "sugestões" de abreviaturas de algumas lesões cutâneas para facilitar o trabalho do profissional de estética.

Sugestões de Abreviaturas de Lesões Cutâneas para Facilitar a Anamnese Facial

C	comedão branco
c	comedão oxidado
P	pústula

Pe	pústula escoriada
Pa	pápula
Nód.	nódulo
Abs.	abscesso
Mil	milium

Formas, Contornos e Dimensão

Anular	em anel
Arcada	em arco (semicírculo)
Circinada	em círculo, com borda elevada ou demarcada
Linear	em linha
Miliar	em grânulo
Pontuada	em pontos
Circunscrita	lesão pequena encontrada em apenas um único local

Regiões Cutâneas

- Região frontal
- Região orbital
- Região infraorbital
- Região temporal
- Região occipital
- Região mental
- Região oral
- Região nasal
- Região zigomática
- Região bucal
- Região parietal
- Região inframandibular
- Região anterior do pescoço
- Região lateral do pescoço
- Região posterior do pescoço

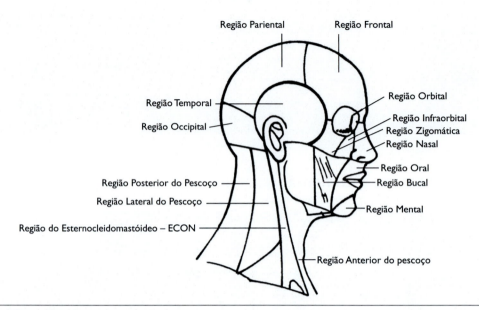

▲ Figura 10.1 Regiões Cutâneas.

Os critérios mais importantes para diagnosticar uma lesão de pele são a morfologia e a localização em regiões cutâneas da face.

Cada região cutânea facial inclui algumas manobras:

1. Observação dirigida para determinar a modificação da cor ou da superfície;
2. Toque superficial ou compressão da pele por alguns segundos, para perceber alterações de textura e umidade. A aspereza ou a suavidade da cútis dependem de fatores como queratina normal e hidratação natural e apropriada da camada córnea. Para determinar se a pele está desidratada, é necessário palpar, esticar e comprimir o tegumento entre os dedos indicador e polegar. Se houver plasticidade e elasticidade normal, isso significa que a pele está hidratada, apresentando a função normal do controle de hidratação pela camada córnea.
3. Cor da pele — a coloração da cútis é dada pelo sangue e por pigmentos de melanina. Entre os tipos de coloração da pele, citamos: branca, negra, amarela, mulata etc. O sangue no interior dos vasos sanguíneos indica a formação da vermelhidão ou a palidez da pele.

Alterações Elementares Básicas para a Anamnese do Profissional de Estética

São modificações do tegumento determinadas por alterações degenerativas, processos inflamatórios etc.

- Tipos de pele
- Formações de conteúdo sólido
- Formações de conteúdo líquido

- Alterações da espessura
- Alterações de cor (vasculosanguíneas e pigmentares)
- Alterações vasculares ou vasculosanguíneas
- Manchas ou máculas pigmentares
- Pelos
- Perdas teciduais (lesões da pele)

Tipos de Pele

Pele endérmica ou normal apresenta predomínio de equilíbrios encontrados na superfície da pele, conferindo a ela aspecto fino, liso, lubrificado, luminoso, suave ao tato, umedecido, flexível, com equilíbrio sudoral e sebáceo e aparência saudável (por exemplo, pele de criança).

A pele normal é aveludada, viçosa, com elasticidade e brilho natural; são essas características que tornam os óstios imperceptíveis. Esse tipo de pele é naturalmente hidratado e possui a quantidade ideal de oleosidade (sebo); raramente apresenta comedões ou qualquer sensação de incômodo.

Pele lipídica ou graxa pele que produz maior quantidade de secreções sebáceas e sudoríparas. A pele lipídica apresenta secreção sebácea aumentada, conferindo a ela um aspecto untuoso; é espessa, úmida, lustrosa, brilhosa, pegajosa, com óstios dilatados sempre visíveis, o que favorece a presença de lesões sólidas (comedões e pápulas) e líquidas (pústulas).

Pele alípica possui deficiência de secreção sebácea, o que provoca a escassez de umidade cedida pelas glândulas. Confere à pele um aspecto opaco, áspero, com fina descamação. As glândulas sudoríparas e sebáceas enviam pouca quantidade de líquido à superfície cutânea, por isso a pele tem aparência opaca e os óstios quase não aparecem; tendência à descamação.

Pele mista pele que apresenta aumento da secreção sebácea nas regiões da parte central da face (fronte, nariz e mento) denominada "área lipídica"; a região com diminuição da secreção sebácea (como as partes laterais da face, por exemplo) denomina-se "área alípica". Por isso denomina-se "pele mista".

Pele acneica pele que apresenta predomínio de hiperatividade da glândula sebácea, conferindo presença de comedões, pústulas, nódulos, cistos, pápulas, com ou sem prurido.

Pele sensível pele bastante irritável, que se avermelha com facilidade e reage prontamente em contato com agentes externos (como variações climáticas). A pele sensível é frágil e fina; de modo geral, a raça branca tende a apresentar a reação de sensibilidade.

Formações de Conteúdo Sólido

As formações de conteúdo sólido resultam geralmente de processo inflamatório que atinge isolada ou conjuntamente a epiderme, a derme ou a hipoderme.

Pápula lesão inflamatória circunscrita sólida, elevação sólida, superficial, palpável, de consistência dura, com aspecto avermelhado (róseo ou da cor da pele) e eruptivo, menor que 0,5 cm de tamanho. Geralmente evolui sem cicatrizes, podendo dar lugar a um processo inflamatório profundo, com nódulos, abscessos e cistos.

Nódulo trata-se de uma lesão palpável percebida como uma massa firme, sólida, circunscrita, elevada ou não e maior que 1 cm de diâmetro. O nódulo é uma pápula grande, portanto tem mais volume que a pápula (por exemplo, cisto sebáceo e hemangioma).

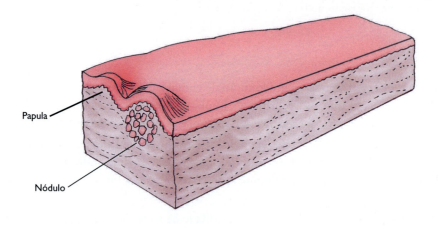

▲ Figura 10.2 Pápula e nódulo.

Comedão trata-se de uma rolha de secreção e material endurecido (acúmulo de pó, elementos epiteliais e matéria graxa em um orifício pilossebáceo dilatado); os compostos ficam retidos no folículo pilossebáceo. O comedão é conhecido popularmente como "cravo". Ele é puntiforme e frequentemente provoca saliência na superfície da pele.

O tratamento consiste na abertura (com a ponta de uma agulha de insulina) e retirada do comedão por meio da extração ou somente com a extração sem o auxílio da agulha. O comedão situa-se no folículo, obstrui a abertura e forma uma "rolha", impedindo o escoamento do sebo, que é gradualmente retido e, ao ser "espremido" entre os dedos, é eliminado no ato da extração manual. O comedão é uma formação alongada, córnea e sebácea de cor amarelada ou branca. Existem dois tipos de comedão: o oxidado e o branco.

Comedão oxidado conhecido como comedão aberto ou preto, apresenta-se com os óstios dilatados (abertos) e no seu ápice com a cor escura (ponto escuro) devido à concentração de melanina e queratina; para alguns autores, a cor enegrecida (oxidada) se deve à oxidação das gorduras e ao aumento da deposição de melanina por atividade dos melanócitos.

Comedão branco apresenta-se com o óstio fechado e pequeno, quase invisível, e não possui concentração de melanina; portanto, não é oxidado e tem aspecto embranquecido devido à pequena atividade dos melanócitos.

Milium formação de pequeno cisto repleto de queratina ou massa queratinosa. O milium apresenta-se como tumoração minúscula e esbranquiçada de aproximadamente 1 mm a 2 mm de tamanho, ou seja, um cisto epidermoide por obstrução de folículo pilossebáceo. A lesão cutânea do milium se apresenta particularmente na região periorbitária (nos dois terços superiores da face) e também na região da genitália.

O tratamento consiste na abertura (com a ponta de uma agulha de insulina) e retirada da massa queratinosa por meio de extração manual. Quando se encontram múltiplas lesões, dá-se o nome de "milia".

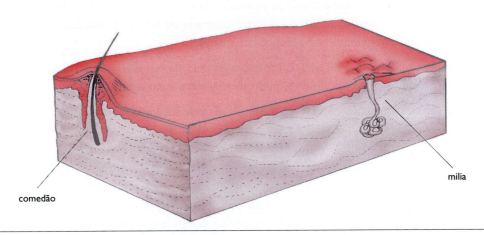

▲ Figura 10.3 Comedão e Milia.

Formações de Conteúdo Líquido

Pústula coleção superficial de pus, vesícula que contém exsudato purulento (repleta de pus), eritematosa, pequena e elevada de até 0,5 cm de diâmetro, contendo líquido purulento em seu interior. A pústula tem cor amarelada ou branco-amarelada; quanto às formas, são cônicas, arredondadas ou planas e, ao sofrerem involução, deixam cicatrizes quando a derme é atingida.

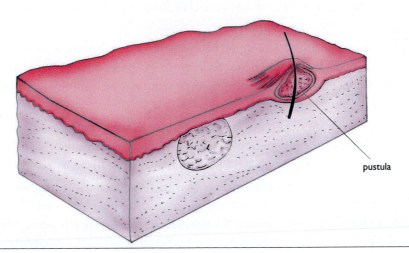

▲ Figura 10.4 Pústula e Abcesso.

66 | Estética Facial Essencial

Abscesso coleção de pus na pele ou no subcutâneo, circunscrita, proeminente ou não, de tamanho variável. A pele pode ou não estar ruborizada e pode haver calor, flutuação e dor.

Alterações da Espessura ■ ■ ■

Atrofia adelgaçamento ou diminuição da espessura da pele, que se torna fina, lisa, translúcida e pregueada (exemplo: estrias). A atrofia linear é chamada de víbice. As alterações levam a lesões esbranquiçadas e discretamente aprofundadas na epiderme.

Edema aumento depressível ou não da espessura da pele, de cor normal ou róseo–esbranquiçada. É determinado pelo acúmulo de líquido na hipoderme ou derme.

Cicatriz resulta da reparação conjuntiva e epitelial da pele ulcerada ou destruída. A lesão é lisa, sem sulcos, óstios, pelos e saliências da pele normal. Pode ser de cor rósea, hipocrômica ou hiperpigmentada, plana, saliente ou deprimida, móvel ou aderente e retrátil. Tem a forma da lesão da qual se origina e associa atrofia com fibrose e discromia. É o resultado da reparação do processo destrutivo da pele. Pode assumir aspecto e cor da pele normal ou tornar-se retraída, irregular, espessa, saliente e consistente ao tato, como cicatrizes hipertróficas ou queloidianas. Quando há destruição do tecido, o dano é reparado e a região é substituída por tecido fibroso formando a cicatriz — ou seja, há uma proliferação de tecido fibroso no local do tecido destruído por trauma ou doença (por exemplo: queimadura, pós-cirurgia, cicatrizes de acne, póstraumatismo).

Cicatriz hipertrófica cicatriz elevada decorrente de uma resposta exagerada da pele a uma intervenção cirúrgica ou ferimento, cicatriz essa que não ultrapassa os limites ou a extensão da incisão ou do ferimento inicial.

Cicatriz hipotrófica cicatriz mais profunda (afundada) que o relevo da pele ao redor.

Queloide cicatriz espessa, elevada e de superfície lisa. Trata-se de uma proliferação fibrosa póstraumática da pele e que resulta em lesões iniciais róseas e moles, que posteriormente tornam-se esbranquiçadas, duras, firmes, inestéticas e inelásticas.

O queloide ocorre muitas vezes por traumatismo mínimo ou não, após queimaduras, excisão cirúrgica, vacina, lesões de acne ou ferimentos. Há predisposição individual para o surgimento do queloide, sendo que negros e mestiços têm mais predisposição, apesar de no geral o fator genético ser muito importante.

Diversos autores consideram que o queloide excede claramente a área da cicatriz inicial e que a cicatriz hipertrófica ou queloideana ficaria limitada à área inicial da cicatriz. Esse conceito é reafirmado pelo excesso ou pela anormalidade de produção de colágeno.

A melhor conduta de tratamento para o queloide é o não tratamento, pois a lesão se reduzirá lentamente no decorrer dos anos. Caso seja tratado, nem sempre o resultado é satisfatório, pois alguns queloides podem aumentar de extensão, o que aumentaria sua recidiva; o queloide é constituído por tecido fibroso fruto de uma reação de cicatrização exagerada.

Queratose ou ceratose modificação da espessura da pele por espessamento da camada córnea (aumento da camada córnea). Eventualmente a superfície é áspera, dura, inelástica, amarelada ou esbranquiçada. O calo é um exemplo típico de hiperqueratose.

Alterações de Cor (Vasculosanguíneas e Pigmentares)

Alteração da cor manchas ou máculas são alterações da cor da pele, sem relevo, depressão e espessamento. Existem dois tipos de grupos: as alterações **vasculosanguíneas** devidas à congestão, constrição ou dilatação dos vasos sanguíneos da derme ou causadas pelo extravasamento de hemácias; as alterações **pigmentares** originadas da diminuição ou do aumento da síntese de melanina. Em relação ao depósito de melanina sobre a epiderme, são chamadas de manchas ou máculas superficiais.

Mácula lesão plana, com alteração de cor, menor que 1 cm de diâmetro e que se manifesta com uma coloração diferente da pele circunvizinha.

Mancha lesão plana, com alteração de cor, com mais de 1 cm de diâmetro. A mancha é uma mácula grande.

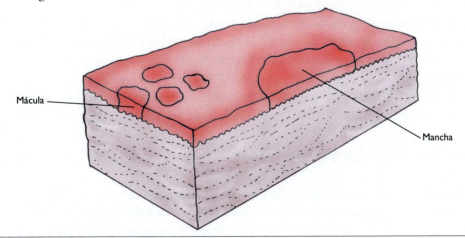

▲ Figura 10.5 Mácula e mancha.

Alterações Vasculares ou Vasculosanguíneas

Eritema alteração da coloração da pele, de cor avermelhada ou rósea, passível de descoloração secundária à dilatação dos vasos sanguíneos, ou seja, por vasodilatação. A coloração vermelha por vasodilatação desaparece com a pressão dos dedos — digitopressão. A cor avermelhada se deve à presença de sangue arterial e é provocada por hiperemia.

Cianose eritema arroxeado que pode ser devido à vasoconstrição periférica ou à redução da hemoglobina no sangue; a coloração da pele fica azulada principalmente nas extremidades digitais, nas orelhas, nas conjuntivas e no leito ungueal.

68 Estética Facial Essencial

Telangiectasias lesões filamentares e sinuosas devidas à presença de capilares dilatados na derme. São frequentemente encontradas na face (por exemplo, no nariz, nas pálpebras superiores e no queixo). Aparecem espontaneamente ou após cirurgia plástica de rugas (lifting facial ou cirurgia de pálpebras).

Rubor eritema avermelhado provocado por vasocongestão ativa ou arterial com aumento da temperatura da pele.

Púrpuras as púrpuras são manchas ou máculas de cor vermelha que não desaparecem com a digitopressão. Resultam do extravasamento do sangue (hemácias) na derme; em sua evolução, tornam-se sucessivamente arroxeadas e verde-amareladas. As púrpuras se dividem em petéquias, equimoses e hematomas, de acordo com o diâmetro.

Petéquia alteração avermelhada da coloração da pele, não passível de descoloração em forma de ponto causado por hemorragia intradérmica e submucosas. Apresenta-se puntiforme, com até 1 cm de diâmetro.

Equimose alteração da coloração da pele de 1 cm a 4 cm de diâmetro. Trata-se de uma hemorragia superficial maior, podendo gerar uma marca "preto-azulada" refletindo alteração da cor da pele pelos produtos da degradação do heme, decorrente da liberação de hemoglobina das hemácias.

Hematoma alteração da coloração da pele maior que 4 cm de diâmetro.

Púrpura simples acomete pessoas normais, podendo apresentar equimose ou hematoma após grandes ou pequenos traumatismos, sucção ou contrações musculares violentas. Pode ocorrer no período menstrual, sem causa aparente, por fragilidade vascular.

Púrpura senil apresenta-se em pacientes idosos ou debilitados nas regiões dos punhos, dorso das mãos, antebraço e ocasionalmente pode se acompanhar de equimoses e hematomas. A etiologia se dá devido à diminuição do suporte conjuntivo pericapilar; não há tratamento.

Manchas ou Máculas Pigmentares

As discromias, conhecidas como manchas ou máculas pigmentares, podem estar relacionadas ao aumento, à diminuição ou até mesmo à ausência da melanina ou do depósito de outros pigmentos na pele. Toda e qualquer alteração na cor da epiderme é uma discromia e pode ser localizada ou difusa (sem ponto específico), mais escura, mais clara ou sem cor.

As alterações da pigmentação da pele são comuns e multifatoriais. Podem se congênitas ou adquiridas, com lesões generalizadas ou localizadas. Clinicamente, são classificadas em hiperpigmentação (quando são mais escuras que a pele normal), hipopigmentação (mais claras que a pele normal) ou despigmentação acromia (ausência da pigmentação normal).

As alterações pigmentares resultam do excesso da função do sistema melanocitário — quando ocorre aumento da deposição da melanina, por exemplo, hipercromia (melasma-mancha ou efélides-mácula); ou da deficiência funcional do sistema melanocitário — quando ocorre diminuição parcial ou total da melanina (por exemplo, hipocromia, acromia).

A cor da pele é influenciada pela variação da concentração de quatro pigmentos: avermelhado (oxihemaglobina), vermelho-azulado (hemoglobina reduzida), marrom (melanina) e amarelo (caroteno).

Classificações das Discromias

Leucodermia (apresenta-se descorada) mancha branca; compreende a **acromia** (sem coloração), cor branco-marfim (causada pela falta ou ausência de melanina e possuindo diversos formatos) ou a **hipocromia**, cor branco-nácar (causada pela diminuição da melanina), manchas com um tom mais claro do que a pele do paciente, causadas pela produção insuficiente de melanina; podem ser causadas também pela ausência de vitamina B.

Hipercromia mancha de cores diversas causada pelo aumento da melanina, sendo considerada mancha melanodérmica; possui cor variável do castanho-claro ao castanho-escuro, azulada ou até preta (manchas com tons que vão do marrom-claro, passando pelo marrom-escuro e, dependendo da causa, algumas adquirem um tom arroxeado/azulado/acinzentado e preto, na dependência da quantidade de pigmento depositado pelo melanócito). A estimulação do melanócito poderá ocorrer por fatores internos ou externos, passando a produzir pigmento em excesso e resultando em mancha ou mácula.

Efélides conhecidas popularmente como "sardas", são pequenas máculas claras ou escuras (cor castanho-amarelada ou castanho-escura) com aproximadamente de 2 ml a 5 ml de tamanho; geralmente ocorrem em pacientes de pele clara e têm caráter hereditário; as lesões escurecem com a exposição à luz solar e ficam mais claras nos períodos de não exposição. As efélides são causadas pela hiperprodução de melanina, sem alteração no número dos melanócitos; o aumento de síntese de melanina ocorre apenas no local em que se encontra a lesão. As efélides não sofrem transformação maligna; são inestéticas e muitos pacientes podem realizar tratamento com ácido e despigmentante.

Melasma sinônimo de cloasma, cloasma gravídico, "máscara da gravidez". A hiperpigmentação é peculiar à face devido a várias causas; é mais comumente encontrada em raça de "pele fortemente pigmentada". É mais frequente em mulheres e pode estar associada à gravidez ou ao uso de anovulatórios. A melasma é raramente observada em homens. Trata-se de uma hipercromia da face, atingindo as áreas malares, a testa e o lábio superior. A pigmentação pode ter início com pequenas áreas mosqueadas e, por coalescência, formar placas maiores. A coloração varia desde o castanho-escuro até o castanho-claro. Frequentemente as placas terminam abruptamente, formando uma linha ao longo da fronte ou da região malar. A fronte e as bochechas são mais acometidas; o lábio superior e o queixo são afetados nas lesões extensas. No caso do cloasma gravídico, trata-se de uma hipercromia da face, atingindo as maçãs do rosto, a testa e o lábio superior, surgindo também no complexo aréolo-mamilar, na região genital e no abdome. Aparece geralmente entre o quarto e o sexto mês de gestação e é causada por alterações hormonais que estimulam os melanócitos a produzirem uma quantidade maior de melanina.

Acromia residual pode ser causada por traumatismos mecânicos e pós-inflamação acneica, gerando acromia associada a lesões cicatriciais por lesões dos melanócitos.

Albinismo caracterizado pela total ausência de pigmento melânico na pele, nos olhos e cabelos. Nos achados histológicos, a pele do albino parece normal; entretanto, as alterações actínicas estão geralmente presentes. Os melanócitos são encontrados em quantidades normais, porém são incapazes de produzir melanina, ocorrendo a despigmentação generalizada congênita decorrente da incapacidade dos melanócitos de sintetizar a tirosinase.

Pelos

Quando há o desenvolvimento exagerado de pelos em determinadas regiões, as alterações são denominadas: **hirsutismo** (restrito aos padrões dependentes de androgênio) e **hipertricose** (aplicado aos demais padrões de crescimento excessivo de pelos).

Perdas Teciduais (Lesões da Pele)

Escamação excessiva liberação de células da camada córnea manifestada por desprendimento de flocos de pele (aumento da liberação dos corneócitos). Por exemplo: caspa e psoríase.

Escamas alteração da queratinização, aumento na liberação dos corneócitos que se desprendem da superfície da pele.

Crosta finalização do processo cicatricial habitual com aumento da queratinização; resulta do ressecamento das secreções misturadas aos restos epiteliais. Consiste no depósito de material na superfície. Trata-se de uma lesão espessada, delimitada, com pequenas ulcerações. Não afeta a integridade da pele, é facilmente destacável e acaba sendo eliminarda espontaneamente.

Ulceração perda da epiderme e parte da derme; eventualmente atinge a hipoderme; a regeneração ocorre com cicatriz.

Fissura pequena rachadura da cútis superior com reposição fribrótica, rompimento tecidual em torno de orifícios naturais ou em dobras de pele.

Erosão perda superficial que acomete apenas a epiderme.

Escoriação tipo de erosão linear consequente à coçadura, ou seja, trata-se de uma lesão superficial usualmente autoinduzida. Perda da epiderme; a cura ocorre sem cicatriz.

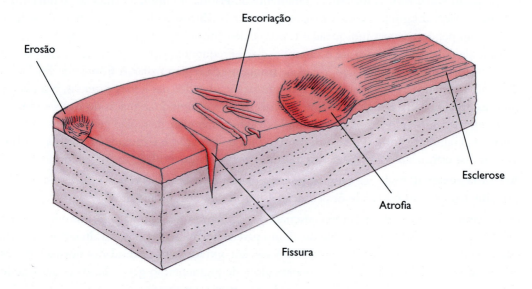

▲ Figura 10.6 Erosão, fissura, escoriação, atrofia e esclerose

Alguns Termos Técnicos de Interesse do Profissional de Estética ■ ■ ■

Acantólise perda da conexão entre células epiteliais por degeneração dos desmossomos.

Acantose nigrante ou ceratose nigrante doença cutânea caracterizada por hiperpigmentação e hipertrofia papilar. Ocorre nas axilas, faces laterais e posterior do pescoço, região anogenital, virilhas, regiões submamárias e no umbigo. As palmas e as plantas podem estar espessadas.

Actinoterapia utilização de radiação ultravioleta.

Antipruriginosos substâncias que atuam por mecanismos diversos, contribuindo para a diminuição ou a anulação da sensação de prurido; assim, suprem o prurido induzindo a uma sensação (frio) ou estimulação de cosméticos com princípio ativo como mentol ou cânfora.

Antissépticos substâncias químicas que atuam sobre os micro-organismos, eliminando-os.

Carbúnculo ocorre quando os furúnculos coalescem e se estendem ao tecido subcutâneo mais profundo; apresenta-se com muitas fístulas ou não. Os pacientes com carbúnculos têm calafrios e febre, indicando a disseminação sistêmica de estafilococos para outros tecidos por bacteremia; nas patologias de furúnculos e foliculite, não há presença de febre ou calafrios.

Ceratolítico age na camada córnea da epiderme, alterando sua espessura; ocorre simplesmente uma descamação da pele.

Colágeno substância responsável por oferecer resistência e estrutura à pele. Junto com a elastina, forma uma ligação de apoio à proteína, essencial para manter a pele saudável.

Decapagem emprego de substâncias com a finalidade de remover as escamas (como óleos e gorduras).

Depósito intracelular acúmulo de materiais no interior da célula.

Dermatite seborreica conhecida como eczema seborreico, trata-se de uma dermatose crônica, recidivante, não contagiosa e que se localiza preferencialmente em áreas nas quais há maior número de glândulas sebáceas. A etiologia é desconhecida, mas basicamente associada a dias úmidos e à disfunção sebácea. Acomete nos adultos as regiões nasogenianas, retroauriculares, pubianas e axilares.

Dermatose papulosa nigra trata-se de um outro tipo de queratose seborreica muito comum em negros, principalmente mulheres. Apresenta pápulas de 2 ml a 4 ml, de cor preta e ligeiramente elevadas, localizadas na face, principalmente na região malar. Conhecida pela sigla DPN, caracteriza-se por pequenas lesões com aparência de verrugas que surgem nas áreas mais expostas da pele, como rosto e pescoço. Assintomáticas e benignas, elas não causam dor, não coçam e não trazem risco de originar um câncer. Frequentes em pessoas de pele negra e mulatos, surge na idade adulta entre 30 e 60 anos. As lesões podem ser pedunculadas (elevadas e caídas) ou baixas, grudadas na pele, apresentando uma superfície rugosa de cor marrom-escura ou preta. No início são pequenas, do tamanho de um alfinete; com o tempo, podem atingir de 2 mm a 5 mm de diâmetro. Não há como prevenir o aparecimento; mesmo em peles protegidas do sol, não se pode garantir que a DPN não vá se desenvolver. O quadro histopatológico é semelhante à queratose seborreica, mas a DPN se caracteriza pelo fator da grande quantidade de melanina; a conduta do terapeuta é a mesma da queratose seborreica.

Estética Facial Essencial

Dermatose rubi angioma, lesão vascular, com incidência em brancos.

Derme camada da pele que se encontra logo abaixo da epiderme. O folículo piloso, o músculo eretor do pelo, as glândulas sudoríparas e sebáceas e seus canais fazem parte dela, onde se encontram fibras de colágeno e elastina.

Dermografismo significa literalmente "escrever na pele". Ao se estimular a pele com um objeto, provoca-se uma lesão linear eritematosa, com ou sem prurido, nos pacientes acometidos por essa enfermidade.

Desmossoma estrutura conectiva das células epidérmicas.

Despigmentante substâncias capazes de inibir a síntese de melanina; indicadas na hiperpigmentação.

Edema acúmulo de líquido nos espaços intersticiais, podendo ser inflamatório ou não. É inflamatório com presença de exsudato rico em proteínas; é não inflamatório com presença de transudato com baixo teor de proteínas. Pode ocorrer edema local nas seguintes situações: frequente associação com inflamação; em um membro, decorrente de obstrução venosa ou linfática (linfodema pós-operatório); em queimaduras e nas reações de hipersensibilidade do tipo I (por exemplo, urticária).

Elastose solar alteração solar na cútis com formação de dobras configurando início de losangos. É causada pela degeneração de fibras elásticas e colágenas da pele, pela ação da luz solar. Tem predomínio nas regiões expostas ao sol (por exemplo, nuca, face, costas, mãos e antebraços). Quando há uma única forma de localização na nuca, denomina-se cútis romboidal.

Epiderme camada superficial da pele formada por diversas camadas de células justapostas, os corneócitos.

Escoriações encontradas na acne lesões autoproduzidas principalmente com as unhas, nas quais o paciente justifica a escoriação devido à sensação incontrolável de prurido ou à necessidade de remover alguma coisa da pele como pústulas, pápulas, comedões e ceratose. A evolução das crostas leva à formação de cicatrizes pela presença de diferentes estágios da regeneração.

Exsudato líquido de edema com alto teor de proteínas; surge no início de lesões leves e pode conter células inflamatórias.

Fluxo linfático líquido tecidual drenado para o interior dos capilares linfáticos e que retorna ao sistema circulatório por meio dos ductos torácico e linfático direito.

Foliculite infecção piogênica dos folículos pilosos; a base desse folículo se apresenta suspensa e avermelhada e há pouca quantidade de pus sob a superfície da epiderme. Quando encontrado na base do folículo palpebral, é designado "terçol".

Furúnculo extensão grande de foliculite; são nódulos grandes, dolorosos e achatados que possuem um conjunto subjacente de tecido morto e com necrose. Podem ser drenados espontaneamente ou por incisão cirúrgica.

Glândulas sebáceas responsáveis pela produção de sebo; localizam-se na derme, junto aos folículos, e são imersas no tecido conjuntivo.

Hiperemia excesso de sangue nos capilares. A hiperemia pode ocorrer associada à inflamação, acompanhada por aumento da permeabilidade capilar e edema.

Hiperplasia aumento do número das células em um órgão ou tecido.

Hipertonia aumento do tamanho e da capacidade funcional.

Impetigo infecção superficial que afeta principalmente crianças pequenas. Primariamente, acomete face e membros. No início, uma pequena mácula visível (plana e vermelha); depois, torna-se uma vesícula cheia de pus (pústula), que se desenvolve em uma base eritematosa; após o rompimento das vesículas, surge a crosta. É comum ocorrer diversas e múltiplas vesículas em diferentes estágios de desenvolvimento, devido ao espalhamento secundário da infecção para as regiões adjacentes da pele. Geralmente o impetigo é causado pelo S. *Aureus*.

Leucocitose elevação da quantidade de leucócitos circulantes.

Leucopenia diminuição da quantidade de leucócitos circulantes.

Lisossoma organela citoplasmática que contém enzimas capazes de digerir material endógeno ou exógeno fagocitado.

Melanina pigmento escuro cuja presença determina a cor da pele, dos pelos e dos cabelos; em outros órgãos, protege as células contra efeitos lesivos da luz ultravioleta. A melanina é um marcador de melanoma, um câncer com origem nos melanócitos.

Melanócitos células produtoras de melanina responsáveis pela definição da tonalidade do fio do cabelo e da pele. O melanócito é uma célula dendrítica presente na camada basal da epiderme e na matriz pilosa, que produz a proteína melanina.

Melanogênese reação química que resulta na produção da melanina.

Melanófago macrófago ou histiócito que fagocitou melanina.

Melanose solar causada por aumento do número e atividade dos melanócitos, com características de cor castanho-clara a escura, que surge em mãos, antebraços, braços e na área infraescapular (popular "decote"). Algumas pessoas denominam lentigo senil ou mancha/mácula da senilidade. O aparecimento de melanose solar depende do tipo de pele e do período de exposição aos raios solares.

Músculo eretor do pelo ligado ao folículo capilar, é o responsável pelo arrepio dos pelos.

Nevo azul lesão de cor azul-escura a negra, de alguns milímetros de tamanho, bem delimitada, redonda ou oval, plana ou saliente. Eventualmente ocorre a degeneração maligna e é constituído por melanócitos localizados na derme. É mais encontrado no dorso das mãos e na face; surge no decorrer da infância e não regride.

Nevo comedônico variação do nevo verrucoso; apresenta-se com ligeira pápula elevada e na parte central há uma rolha córnea castanho-preta muito semelhante a um comedão. Apresenta-se geralmente unilateral e linear; alguns casos podem sofrer alterações inflamatórias que levam ao aparecimento da acne e também a cicatrizes com aspecto de acne conglobata; essa alteração inflamatória, com formações de pústulas e abscessos, é a única complicação possível dessa alteração da epiderme. Por motivos estéticos ou inflamatórios, o especialista trata com retirada cirúrgica.

Nevo de Ito mesmo tipo de alteração do Nevus de Ota, mas com localização das manchas pigmentares nas regiões do ombro, do pescoço e supraclavicular.

Nevo verrucoso o termo *nevus* ou *nevo* designa formações tumorais diversas, por má-formação hereditária ou congênita no nascituro; também surgem e desenvolvem-se tardiamente. O nevo verrucoso é uma má-formação congênita epidérmica e apresenta-se por lesão verrucosa com tendência à distribuição linear; atinge qualquer região, podendo ser único ou diversos. O tratamento se dá apenas por motivos estéticos, pois nunca ocorrerão transformações malignas.

74 | Estética Facial Essencial

Nevus de Ota descrito originalmente por Ota e Tanino em 1939. Trata-se de uma lesão macular, azul-acinzentada, que atinge área inervada pelo nervo trigêmeo ou seus ramos (por exemplo, o nervo oftálmico). Existem quatro tipos básicos na localização e intensidade da cor — tipo I, unilateral; tipo II, bilateral; tipo III, congênito; tipo IV, adquirido. Atualmente existem tentativas de classificar o Nevus de Ota de acordo com a localização e a área comprometida com o ramo do nervo trigêmeo. Histologicamente, o Nevus de Ota é classificado como uma lesão benigna e se localiza na derme papilar e reticular superior; a pigmentação se deve aos melanócitos intradérmicos, que produzem melanina ativamente.

Olheira diferença de coloração entre as pálpebras inferiores e o restante do rosto. Usualmente se deve a excesso de vasos sanguíneos ou de melanina sob a pálpebra inferior.

Pitiríase versicolor pequenas máculas hipo ou hiperpigmentadas que podem ser encontradas em várias regiões do tronco, braços, tórax, ombros, face, pescoço etc. As lesões são sempre irregulares, com manchas bem demarcadas de descoloração, podendo apresentar escama fina. A pitiríase versicolor tende a interferir na produção de melanina; em pessoas de pele escura, as lesões tendem a ser hipopigmentadas; em pessoas de pele clara, as lesões tendem a apresentar de cor rosada a castanho-claro e tornam-se mais óbvias quando não se adquire bronzeamento após a exposição solar. Ocorre nenhuma ou pouca reação do hospedeiro; são lesões assintomáticas, com exceção de prurido brando em casos mais graves.

Placa lesão elevada, infiltrativa e descamativa. Exemplos: psoríase e dermatite seborreica.

Pressão hidrostática pressão sanguínea nas paredes capilares que tende a forçar líquido para fora do vaso, para o interior dos tecidos.

Pressão oncótica reflete a concentração de proteínas plasmáticas que tende a direcionar líquido para o interior dos vasos.

Pressão osmótica proporciona a diferença na concentração de moléculas de solutos entre o espaço vascular e o espaço tecidual; o líquido movimenta-se de áreas de baixa pressão osmótica para áreas de alta pressão osmótica.

Prurido em 1660, o médico alemão Samuel Hafereffer definiu "prurido" como uma sensação desagradável que leva o paciente a coçar-se compulsivamente; essa definição é usada até hoje. Trata-se de uma sensação desagradável que incita à coçadura e muitas vezes é insuportável. Muitos são os fatores causais do prurido, entre eles alterações de temperatura agudas, vestes apertadas, fricção, exercícios, transpiração excessiva etc.

Prurido asteatósico prurido difuso, básico, de intensidade variável e que apresenta como causa básica a diminuição do manto lipídico cutâneo, com alteração da pele. Há descamação da epiderme, secura difusa da pele, áreas eritematosas, escoriação e a superfície da pele pode apresentar-se seca e escamada. Atinge principalmente as faces de extensão, pernas e coxas. Um tipo de prurido asteatósico é o prurido senil, que acomete pessoas com pele alípica ou na terceira idade devido à diminuição da secreção sebácea. Outro tipo de prurido asteatósico é o prurido hiemal encontrado em estações frias em pessoas com xerodermia ou pele normal, que nessa época do ano fazem uso excessivo de banhos quentes e sabão. Apresenta prurido e descamação na face ou nos membros inferiores. Para tratar, restringir o uso de sabonete e evitar banhos quentes; usar creme umectante.

Prurigo afecção encontrada em adolescentes e adultos; possui características papulosas e urticarianas (elementos seropapulosos e eritêmato-urticarianos). As lesões aparecem em surtos, mais ou menos simetricamente, afetando superfícies de grande extensão ou em extremidades, com presença de prurido intenso. Podem surgir no verão, em regiões da pele expostas aos raios solares (prurigo estival), ou a partir do terceiro ou quarto mês de gestação (prurigo gravídico ou gestacional), sendo que as lesões atingem particularmente as superfícies de extensão dos membros e não há envolvimento de problemas ou qualquer repercussão com relação ao feto. Outras formas de prurigo são as seguintes: prurigo eczema, prurigo melanótico e prurigo nodular.

Queratinócito células epidérmicas que em um processo de diferenciação formam a camada córnea, queratinosa.

Queratose e hiperqueratose espessamento moderado ou excessivo da camada córnea. É o espessamento superficial da epiderme decorrente da proliferação excessiva da camada córnea, com superfície em geral áspera à palpação.

Queratose seborreica tipo de verruga senil ou seborreica que apresenta lesões verrucosas na face, no tronco e nos membros e não sofre transformações malignas. Afeta homens e mulheres e é muito comum a partir da quarta década de vida; frequentemente existe herança mendeliana dominante. As lesões são múltiplas, com pápulas, ligeiramente elevadas, verrucosas e apresentando cor entre castanho-claro e castanho-escuro, com diâmetros de poucos milímetros a dois milímetros.

Queratose solar comumente conhecida como queratose actínica ou senil, com característica rugosa, escamosa, amarelada ou acastanhada, fina, seca, aderente. Pode estar associada à melanose solar; é comum no couro cabeludo (em pacientes calvos) e nas regiões como face, dorso das mãos, decote. São lesões pré-malignas e ocorrem frequentemente em áreas expostas à luz solar (em idosos e adultos). As lesões são maculopapulosas e recobertas por escamas duras, secas e com superfície áspera de cor castanho-escura; medem aproximadamente de 0,5 cm a 1,0 cm e podem formar grandes placas. As escamas são em geral aderentes e podem ocorrer pequenas hemorragias quando destacadas ou escoriadas.

Transudato líquido de edema com baixo teor de proteínas.

Urticária erupção caracterizada pelo aparecimento de urticas (pápulas edematosas). A urtica é produzida por liberação de histamina de mastócitos localizados ao redor dos vasos da derme. Elas podem ter alguns milímetros ou diversos centímetros de formas e tamanhos diferentes, podendo formar placas extensas. Podem ser diversos agentes causais como medicamentos, alimentos, inalantes, urticária a frio, sol etc.

Umectante tem como função restabelecer o grau de umidade da pele normal, visando reter água das camadas superficiais da epiderme. A utilização de veículos usados em cremes, loções, vaselinas simples e óleos comuns tem função umectante; são os hidratantes superficiais e não hidratantes profundos. Os cremes para a pele são utilizados para restabelecer a deficiência de lipídios e corrigir a secura oriunda da menor retenção de água pela camada córnea.

Vitiligo o vitiligo é a mais comum das leucodermias, possuindo distribuição mundial. Todas as raças são afetadas, mas os pacientes de pele escura apresentam mais propensão. As lesões geralmente surgem em torno dos orifícios naturais: boca, olhos, narinas, mamilos, genitália, no umbigo, nas dobras cutâneas ou em proeminências ósseas. Geralmente são redondas ou ovais e formam grandes placas com bordos convexos. Apresentam frequentemente distribuição bilateral e simétrica, mas podem ser unilaterais e segmentadas.

CAPÍTULO

11

Classificação e Protocolos dos Tipos de Pele

▶ **Priscila C. Dal Gobbo** ▶ **Carlos da Silva Garcia**

Classificação dos Tipos de Pele ■ ■ ■

A classificação da pele é realizada no exame cutâneo. Pode-se observar a olho nu se a pele apresenta brilho ou não, ou se possui aspecto normal. A avaliação com o auxílio de lupa mostrará se a pele apresenta ou não lesões sólidas (comedão oxidado ou branco, microcomedão ou até macrocomedão) e em que área se encontram essas lesões; além disso, a análise indicará se a pele apresenta óstios dilatados ou não.

O protocolo de limpeza de pele classifica em tipos de pele os achados de algumas lesões sólidas (comedões) encontradas em sua superfície.

Podemos classificar o tipo de pele em: lipídica, alípica, mista, sensível ou normal que foi detalhado no Capítulo 11. (A classificação da pele acneica será abordada no tratamento de acne vulgar, no Capítulo 14.)

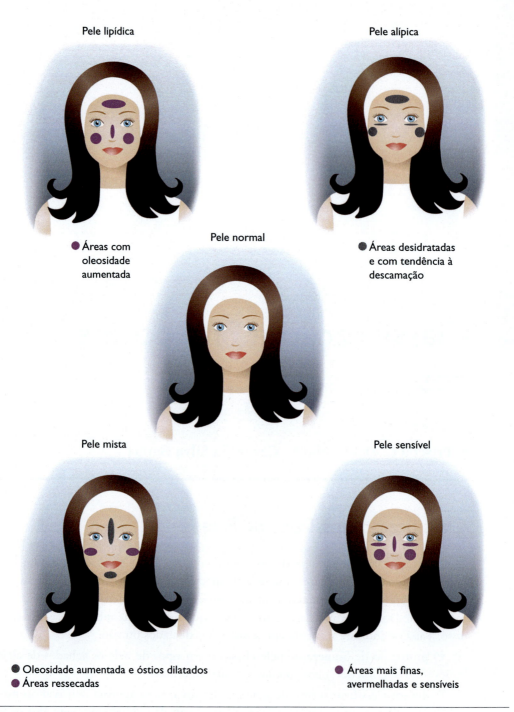

▲ Figura 11.1 Tipos de pele.

O procedimento de higienização profunda da pele serve para extrair lesões sólidas ou para a ruptura de algumas lesões líquidas. Caso sejam encontradas variedades e quantidades de pústulas e pápulas, um procedimento de tratamento de acne será necessário — e não de limpeza de pele.

Protocolos de Limpeza de Pele Conforme os Tipos de Pele ■ ■ ■

Pele lipídica Ver página 89 do capítulo 11

procedimento

- Higienizar
- Fazer a anamnese
- Tonificar
- Proceder ao peeling (se necessário)
- Aplicar emoliente (vapor de ozônio ou infravermelho — 10 minutos)
- Realizar extrações (30 minutos)
- Aplicar loção calmante (10 minutos)
- Utilizar alta frequência (2 minutos)
- Cauterizar (se necessário)
- Desincrustar (2 ou 3 minutos)
- Ionizar (2 minutos)
- Aplicar máscara (15 minutos)
- Aplicar protetor solar

OBSERVAÇÃO

Nas peles lipídicas, é contraindicada a massagem manual facial.

Pele alípica (seca) Ver página 89 do capítulo 11.

procedimento

- Higienizar
- Fazer a anamnese
- Tonificar
- Proceder ao peeling (se necessário)
- Aplicar emoliente (vapor de ozônio — 10 minutos)
- Realizar extrações (15 minutos)

- Aplicar loção calmante (10 minutos)
- Utilizar alta frequência (2 minutos)
- Cauterizar (se necessário)
- Desincrustar (2 minutos)
- Ionizar (2 minutos)
- Aplicar máscara (15 minutos)
- Aplicar protetor solar

OBSERVAÇÃO

Nas peles alípicas, é indicada a massagem manual facial (10 minutos).

Pele sensível Ver página 89 do capítulo 11

procedimento

- Higienizar
- Fazer a anamnese
- Tonificar
- Proceder ao peeling (somente suave, se necessário)
- Aplicar emoliente (vapor de ozônio — 10 minutos)
- Realizar extrações (10 minutos)
- Aplicar loção calmante (15 minutos)
- Utilizar alta frequência (2 minutos)
- Cauterizar (se necessário)
- Desincrustar (2 minutos)
- Ionizar (2 minutos)
- Aplicar máscara (15 minutos)
- Aplicar protetor solar

OBSERVAÇÃO

Nas peles sensíveis, é indicada a massagem manual facial (10 minutos).

Capítulo 11 • Classificação e Protocolos dos Tipos de Pele | 81

Pele mista Ver página 89 do capítulo 11.

procedimento

- Higienizar
- Fazer a anamnese
- Tonificar
- Proceder ao peeling (se necessário)
- Aplicar emoliente (vapor de ozônio — 10 minutos)
- Realizar extrações (15 minutos)
- Aplicar loção calmante (10 minutos)
- Utilizar alta frequência (2 minutos)
- Cauterizar (se necessário)
- Desincrustar (2 minutos)
- Ionizar (2 minutos)
- Aplicar máscara (15 minutos)
- Aplicar protetor solar

OBSERVAÇÃO

Nas peles mistas, é indicada a massagem manual facial (5 minutos nas regiões lipídicas e 10 minutos nas regiões alípicas).

CAPÍTULO 12

Higienização Profunda da Pele

▸ Priscila C. Dal Gobbo ▸ Telma Floriano

"O comedão é a lesão precursora da acne inflamatória."
Carlos Garcia

Introdução

A limpeza de pele ainda é encarada pelos leigos e por alguns profissionais de estética como um tratamento de beleza. Na realidade, trata-se do início básico de qualquer procedimento estético facial.

O principal objetivo da higienização profunda da pele é a extração de comedões abertos e fechados. Esse procedimento é fundamental para a retirada das impurezas e para a defesa contra os ataques exógenos do ambiente.

Realizada por um profissional qualificado, a higienização proporciona melhor lubrificação facial, pois reequilibra o manto hidrolipídico (formado naturalmente por suor e sebo), mantendo a qualidade "original" da cútis.

Existe o mito de que esse tipo de limpeza pode deixar a pele mais vulnerável e que os óstios ficam permanentemente abertos, o que propiciaria as agressões externas. Na verdade, esse procedimento é tão necessário quanto tomar banho; o hábito de cuidar da pele faz com que ela esteja sempre limpa, com aspecto saudável e jovem.

A frequência da limpeza depende do tipo de pele. Para a pele mista e lipídica, indica-se a realização uma vez por mês. A pele eudérmica tem indicação trimestral. Para a pele alípica, indica-se também o mesmo intervalo ou até um espaço de tempo maior.

Funções da Higienização Profunda da Pele

- Previne o "envelhecimento".
- Previne o aparecimento de acne de graus I, II, III e IV.
- Extrai os comedões (microcomedões e macrocomedões).
- Auxilia no controle da oleosidade.
- Diminui a proliferação bacteriana.
- Melhora a lubrificação facial.
- Reequilibra e renova o manto hidrolipídico (suor e sebo).

Conduta do Profissional de Estética

- Preparação do ambiente.
- Recepção do(a) paciente.
- Acomodação do(a) paciente.
- Assepsia das mãos e técnicas de biossegurança.
- Preenchimento da ficha de anamnese (que será finalizada ao término da limpeza).
- Higienização da pele.
- Tonificação.
- Realização de peeling (se necessário).
- Procedimento de emoliência (vapor de ozônio).
- Realização de extrações.
- Aplicação de loção calmante.
- Utilização de alta frequência.
- Procedimento de cauterização (se necessário).
- Procedimento de desincrustação.
- Ionização.
- Aplicação de máscaras.
- Aplicação de protetor solar.

Preparação do Ambiente

- Preparar o ambiente de trabalho realizando assepsia.
- Lavar as cubetas e o estojo com sabão antisséptico ou de coco; passar algodão com álcool.
- Esterilizar as tesoura, as pinças e as cubetas de inox na autoclave.
- Separar agulha descartável, luvas, algodões, máscara ou respirador e espátulas de plástico.
- Separar os cosméticos — loção desincrustante, sabonete, iontos, máscaras, protetor solar, creme ou loção amolecedora de comedões, entre outros.
- Preparar o vaporizador, a alta frequência, o desincrustador e o ionizador.
- Limpar os eletrodos (deixando de molho no álcool etílico).
- Fazer a assepsia das mãos.

Protocolo de Higienização Profunda da Pele

A higienização profunda da pele realizada pelo profissional de estética tem por objetivo extrair os comedões oxidados e brancos, além de prevenir sua formação. Cabe ressaltar que nenhuma técnica isolada é suficiente para a higienização profunda da pele.

Vejamos agora o passo a passo das técnicas para a higienização profunda da pele.

- Higienizar.
- Fazer a anamnese.
- Tonificar.
- Realizar o peeling.
- Utilizar emoliente e vaporizador.
- Realizar as extrações.
- Aplicar loção calmante.
- Aplicar alta frequência.
- Cauterizar (se necessário)
- Proceder à desincrustação.
- Realizar a ionização.
- Aplicar máscaras.
- Aplicar protetor solar.

passo A passo

passo 1 — Higienizar

A higienização da pele contribui para a eliminação do excesso de sebo ("óleo") e suor produzido pelas glândulas sebáceas e sudoríparas respectivamente. A função básica de todo sabonete é higienizar a pele. A água é um agente de limpeza muito importante, mas sozinha não é eficaz para a higiene da cútis.

A pele é rica em agentes lipídicos (a membrana celular é formada por duas camadas lipídicas e uma de fósforo) e, sendo assim, a água e o lipídio (sebo) são substâncias imiscíveis, ou seja, não se misturam. Os sabonetes são formulações que contêm substâncias graxas e ativos específicos que agem emulsificando o sebo da pele, permitindo que sejam posteriormente retirados pela água.

A função da higienização da pele é remover crostas, exsudato, impurezas ou detritos com a utilização de água e sabonete. Utilizando-se o sabonete, ocorre a saponificação, uma limpeza superficial da pele.

Aplica-se o sabonete com os dedos, em movimentos circulares, e retira-se com algodão embebido em água. O profissional deverá deslizar o algodão no sentido de baixo para cima. Na região da asa do nariz, realizar movimentos circulares. A higienização da face é realizada com toques e movimentos suaves, sem fricção para que não ocorra irritação (Figuras 12.1 a 12.4).

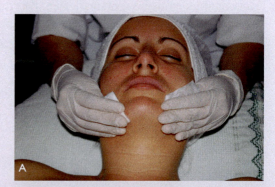

▲ Figura 12.1 Aplicação do sabonete na região frontal.

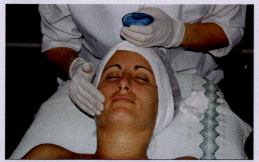

▲ Figura 12.2 Aplicação do sabonete em região bucal.

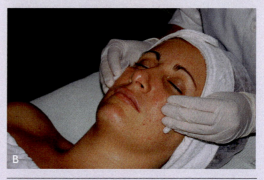

▲ Figura 12.3 (A e B) Retirar o sabonete com algodão umedecido.

passo 2 — Fazer a Anamnese

Analisar a pele. Preencher a ficha de anamnese. Utilizar lupa, luva, máscara ou respirador e luz apropriada para a avaliação.

passo 3 — Tonificar

A tonificação complementa a limpeza, equilibra o pH e retira os últimos vestígios de impurezas da pele (Figura 12.4).

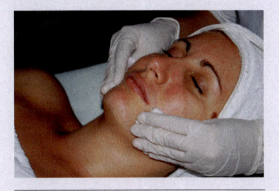

▲ **Figura 12.4** Aplicação do tônico.

passo 4 — Realizar o Peeling (Se Necessário)

O termo *peeling* é de origem inglesa e hoje é muito usado no meio estético, sendo conhecido desde a década de 1930. Entre os tipos de peelings, pode-se citar: esfoliação química (peeling químico), esfoliação mecânica (cosmético com microesferas e microdermoabrasão: peeling de cristal, peeling de diamante e dermoabrasão) e peeling físico (exposição ao sol).

Dentro da prática do profissional de estética (fisioterapeuta e esteticista), utilizam-se peeling químico superficial, microdermoabrasão e cosméticos que contenham produto com microesferas esfoliativas, procedimentos para esfoliação controlada da pele. A escolha do agente de esfoliação fica a critério do profissional.

Tipos de Peeling

Químico

Peeling químico compreende a utilização tópica de agente esfoliante ou cáustico a fim de causar necrose de espessura parcial da pele, proporcionando restauração por segunda intenção. Após a aplicação do peeling ocorrerá uma descamação com a finalidade de conferir melhor aparência à pele. Melhora a cor e a textura, suavizando vincos e rugas, mas vale ressaltar que quanto mais profundo for o peeling, maiores são os riscos de complicações. Os peelings químicos podem ser divididos em superficiais, médios e profundos, conforme a profundidade da lesão provocada por um determinado agente.

Os profissionais esteticistas e fisioterapeutas somente poderão trabalhar com peeling químico superficial. O peeling superficial causa necrose da epiderme até a junção dermoepidérmica e pode estimular a formação de colágeno na derme papilar superficial. Os agentes mais utilizados são os alfa-hidroxiácidos: ácido glicólico, ácido mandélico, ácido salicílico, entre outros.

Enzimático

Peeling biológico realizado com alguns tipos de enzimas como a papaína (encontrada na papaia) e a bromelina (encontrada no ananás). O peeling biológico também se encontra na decapagem biológica.

Mecânico

Peeling vegetal ou *gommage* consiste na utilização de géis ou cremes, que, quando evaporam e secam, formam grumos que carregam as células mortas. São cosméticos com substâncias abrasivas para remover as células mortas e aumentar a permeabilidade cutânea. Podem conter sílica, pó de caroço de damasco ou polietileno, podendo ser utilizados em cremes, géis, sabonetes ou loções.

Dermoabrasão procedimento realizado por médicos, pois se trata de um ato cirúrgico realizado com lixas em alta rotatividade, eliminando toda epiderme até chegar à camada basal (portanto atingindo toda a epiderme e possivelmente a derme reticular), o que propicia, em alguns dias, o aparecimento de uma nova camada epitelial. É necessário o uso de anestesia e sedação por ser tratar de processo doloroso.

Microdermoabrasão técnica bastante segura, não cirúrgica, praticamente indolor e de rápida recuperação. A microdermoabrasão pode ser realizada de duas formas: por meio de cristais de óxido de alumínio (peeling de cristal) ou por meio de canetas com ponteiras diamantadas (peeling de diamante). As duas técnicas são processos de esfoliação progressiva e controlada da pele, fazendo uso de um aparelho com um sistema de vácuo. O resultado ocorre pela regeneração, quando uma nova camada de pele é criada no lugar da camada que foi esfoliada (denominada camada córnea).

A técnica de esfoliação de microdermoabrasão diz respeito a uma esfoliação superficial da pele, não cirúrgica, e de competência do profissional de estética.

A microdermoabrasão é uma das maiores vantagens do peeling superficial e tem sido utilizada com sucesso, apresentando dano limitado à epiderme — diferentemente do que ocorre em modalidades com cirurgia e eletrocirurgia.

Uma observação importante: o uso de quaisquer tipos de peeling é contraindicado em peles acneicas. No caso de tratamento de acne vulgar, é interessante realizar o peeling após o término do tratamento da acne, ou seja, após a diminuição do processo inflamatório. A pele acneica já se encontra com hiperemia, comedões em início de processo inflamatório, pápulas e pústulas, e essas lesões são dolorosas; portanto, não se deve aumentar a hiperemia local e a dor. Sendo assim, o tratamento da acne se diferencia da técnica da limpeza de pele, pois nesta última utiliza-se o peeling para esfoliar, produzir regeneração celular e facilitar a penetração de princípio ativo no procedimento de ionização, inibindo a formação de comedões.

passo 4 Utilizar Emoliente e Vaporizador

Emoliente

Deve-se aplicar na face o creme amolecedor de comedões ou umedecer algodões com loção emoliente de trietanolamina (Figura 12.5).

O profissional deverá escolher o creme ou a loção, sendo que a loção de trietanolamina provoca alergia em alguns pacientes; portanto, indica-se que se faça um teste de contato antes de aplicar a loção. Esse teste é feito na região anterior do antebraço ou na região auricular posterior (atrás da orelha).

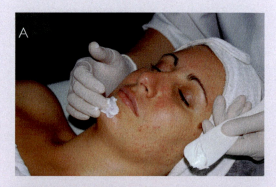

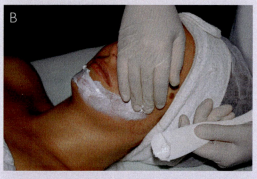

▲ Figura 12.5 (A e B) Aplicação do creme amolecedor de comedão.

(*continuação*)

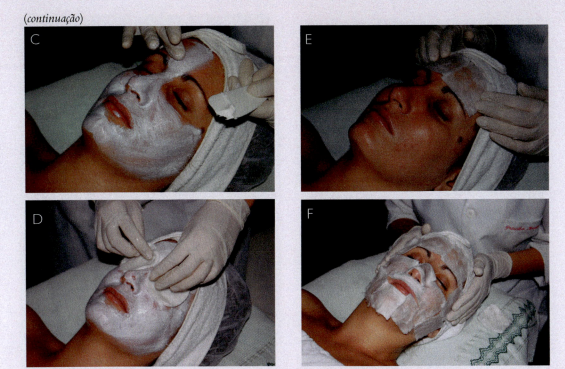

▲ **Figura 12.5 (C)** Aplicação do creme amolecedor de comedão; **(D)** Aplicação de algodão umedecido com água na região ocular; **(E e F)** Aplicação de loção emoliente de trietanolamina.

Vapor de ozônio

A vaporização é uma técnica desenvolvida para auxiliar a assepsia da cútis, tornando o trabalho do profissional de estética mais eficaz.

Segundo Meirelles, a corrente alternada de baixa frequência produz descarga entre os dois eletrodos, em âmbito onde circula ar úmido, produzindo ozônio.

O aparelho de vapor consiste de um depósito destinado a realizar a evaporação da água por meio de uma resistência calefatora responsável pela ebulição. O ozônio é liberado por faíscas elétricas de baixa corrente disparadas ao vapor gerado pela ebulição de água dentro do reservatório. O vapor é obtido quando a água que está dentro do depósito (contida no tanque) alcança o ponto de ebulição a 100°C.

O aparelho de vapor de ozônio tem como função produzir vapor quente, de baixa pressão, que serve de suporte ao gás ozônio, obtido por descargas elétricas na presença do ar. Sua molécula constitui-se de três átomos de oxigênio O^3.

Trata-se de uma técnica que utiliza o princípio do calor por meio do vapor quente; o vapor, em contato com a cútis, provoca emoliência da camada córnea, facilitando a extração de comedões. Ele promove emoliência devido à elevação da temperatura local e à vasodilatação periférica, favorecendo a dilatação dos óstios. O conjunto desses efeitos facilita extrações de milia e principalmente de comedões.

Funções do Vapor de Ozônio

- Facilita a futura penetração de produtos ionizáveis, graças à vasodilatação provocada pelo calor.
- Provoca sudorese.
- Provoca hiperemia/dilatação dos óstios foliculares (vasodilatação).

- Fins antissépticos e bactericidas.
- Trata-se de uma técnica de calor superficial e esses efeitos diretos do calor se manifestam no aumento da circulação local.

Alguns aparelhos de vapor permitem ao profissional escolher vapor com ozônio ou somente o vapor. Pode-se preferencialmente escolher o vapor com ozônio, que possui ação bactericida, sendo a água um veículo para o gás.

As indicações terapêuticas são: tratamento de pele acneica; higienização profunda da pele. Essa técnica é muito usada em todos os tipos de pele como germicida e desinfetante.

Para auxiliar e tornar a extração mais eficiente, deve ser utilizado um bom cosmético com características emolientes — por exemplo, cremes ou loções emolientes à base de trietanolamina O vapor quente projetado na cútis faz com que ocorra o aumento da circulação cutânea.

O procedimento ocorre com o paciente em decúbito dorsal (DD). O profissional deverá pedir que o paciente movimente lateralmente a face. Deve-se proteger a região ocular, a fim de prevenir acidentes como respingos de água quente. O tempo de aplicação do vapor de ozônio deve ser de dez minutos aproximadamente. O profissional pode optar pelo uso de vapor de ozônio ou máscara facial térmica (Figuras 12.6 e 12.7).

passo 6 — Realizar as Extrações

Deve-se proceder à retirada do creme amolecedor de comedão ou dos algodões embebidos em loção amolecedora de trietanolamina. O profissional, com dois chumaços de algodão umedecidos com água e envolvidos nos dedos indicadores, trabalhará para a retirada do comedão, exercendo sempre leve pressão para que o local não fique traumatizado (Figuras 12.8 a 12.14).

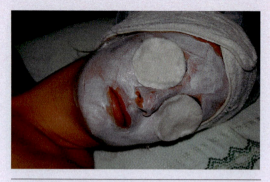

▲ **Figura 12.6** Posicionar o paciente com rotação de face.

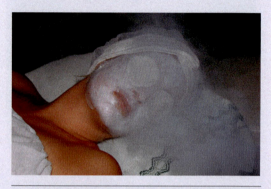

▲ **Figura 12.7** Aplicação de vapor de ozônio.

A agulha de tipo insulina deve ser utilizada de forma superficial, para facilitar a extração manual do comedão e o esvaziamento da pústula. Essa agulha deve fazer apenas uma picadura muito superficial e localizada, exatamente em cima do ponto que se deseja lancetar. O pique da agulha é utilizado em comedões, pústulas e mília, mas não em pápulas e abscessos.

Uma precaução importante: jamais deixar a agulha exposta, mas sim em um algodão com antisséptico. Após a utilização, colocar no coletor descartável para evitar contágio.

A remoção mecânica dos comedões é um procedimento exclusivo do profissional esteticista. O procedimento é delicado e trabalhoso. A extração não deve ser realizada por técnica a vácuo, pois nenhuma ventosa possui o diâmetro do orifício pilossebáceo; sendo assim, o tecido ao redor será sugado junto, provocando cicatrizes atróficas.

Capítulo 12 ▪ Higienização Profunda da Pele | 91

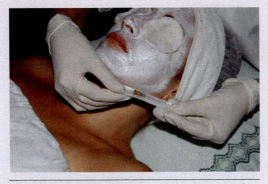

▲ Figura 12.8 Apresentação da agulha de insulina.

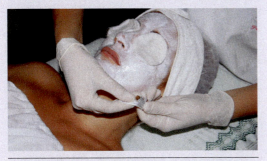

▲ Figura 12.9 Retirando a agulha da embalagem.

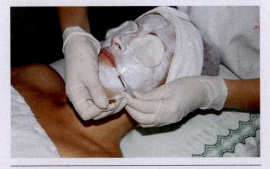

▲ Figura 12.10 Agulha de insulina.

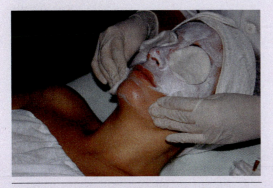

▲ Figura 12.11 Retirar o creme amolecedor de comedão, para iniciar a extração manual.

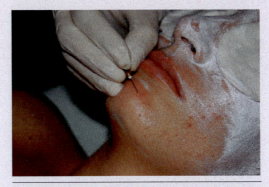

▲ Figura 12.12 Utilização da agulha de insulina.

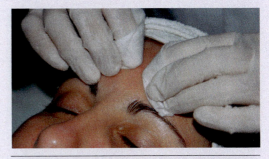

▲ Figura 12.13 Realização da extração manual na região frontal.

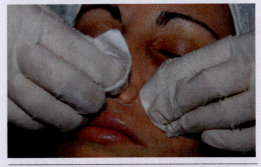

▲ Figura 12.14 Realização da extração manual na região nasal.

passo 7 Aplicar Loção Calmante

Para acalmar a pele, deve-se utilizar uma loção calmante e antisséptica em toda área na qual foi realizada a extração (Figuras 12.15 e 12.16).

passo 8 Aplicar Alta Frequência

Alta Frequência

O aparelho de alta frequência foi produzido pela primeira vez no século XIX, sendo que

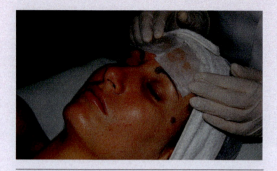

▲ Figura 12.15 Aplicação de algodões com máscara calmante.

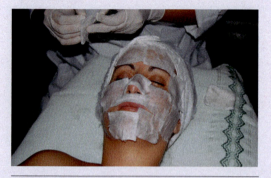

▲ Figura 12.16 Aplicação de algodões com loção calmante.

o médico francês D'Arsonval foi o primeiro a utilizá-lo na Medicina, sendo até hoje empregado na área de estética.

A corrente chamada de alta frequência, utilizada como técnica para propiciar a assepsia da pele, é um tipo de equipamento que gera uma tensão ou corrente alternada de alguns milhares de volts (baixa corrente) de frequência elevada, em torno de 10.000 Hz. As correntes alternadas de alta frequência utilizam um parâmetro de frequência de ondas eletromagnéticas fixadas em uma faixa alta, superior a 100.000 ciclos por segundo. Ao atingir 10.000 Hz, a corrente não produz contração muscular, mas passa a produzir calor, destruindo bactérias e fungos. Como não é propagada nenhuma corrente, o efeito é meramente superficial, sendo incapaz de provocar estimulação neuromuscular.

O aparelho consiste em uma bobina ou manípulo de alta frequência com diversos eletrodos de vidro/tubos de vidro contendo gazes ionizáveis (por exemplo, argônio, xenônio e neônio).

O gás contido dentro do eletrodo será estimulado, produzindo faíscas elétricas na face externa do eletrodo de vidro, a partir do processo de faíscas elétricas que promovem a quebra das moléculas de oxigênio contidas na atmosfera, que só conseguem retornar à forma inicial passando pela geração de ozônio, molécula oxidante instável capaz de reduzir micro-organismos locais.

O aparelho de alta frequência é um tipo de corrente de baixa intensidade e elevada tensão, que passa de uma peça (conhecida como bobina ou manípulo) para o eletrodo de vidro contendo gás nobre e, ao entrar em contato com a superfície da pele, provoca a formação de ozônio (O_3).

Quando a corrente de alta frequência atravessa os eletrodos, eles adquirem uma coloração azulada ou alaranjada, dependendo do gás contido em seu interior. Os gases utilizados são geralmente neônio ou argônio (gases nobres). Quando o gás contido no interior do eletrodo de vidro é o neônio, a cor adquirida é roxo, violeta ou lilás; quando o gás for o argônio, a coloração torna-se azulada; o xenônio é vermelho-alaranjado.

Segundo Miedes e Soriano, o ozônio é uma substância instável que se decompõe rapidamente em oxigênio molecular (O_2) e em oxigênio atômico (O). A ação desinfetante do ozônio reside na grande agressividade do oxigênio atômico nascente, liberado durante a decomposição do ozônio ($O_3 = O_2 + O$).

Em estética, as aplicações feitas com a alta frequência são locais, atuando-se com apenas um eletrodo que se fixa ao manípulo de alta frequência sobre o paciente a ser tratado. Por meio da extremidade de um eletrodo de vidro, produz-se um pequeno centelhamento que atinge superficialmente a pele.

Para as diversas aplicações de alta frequência utilizam-se eletrodos formados por tubos de vidro de formas variáveis que se adaptam às diferentes regiões corporais nas quais serão aplicados.

O aparelho pode ser portátil ou conjugado ao aparelho de eletroestética.

Tipos de Eletrodos e Sua Aplicação

Na limpeza de pele, são utilizados principalmente os eletrodos de forma ovalada (denominados "padrão" cebolão ou cebolinha) ou o eletrodo rolinho de vidro. Eles agirão para a descontaminação da pele após as extrações (Figuras 12.17 a 12.20).

O eletrodo em forma de "forquilha" é utilizado em regiões como o pescoço e o maxilar (Figura 12.21).

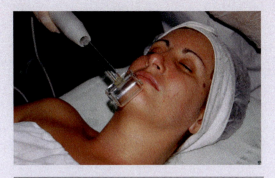

▲ Figura 12.19 Eletrodo rolinho na região do mento.

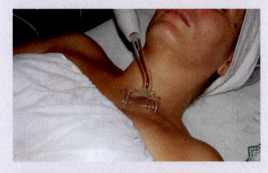

▲ Figura 12.20 Eletrodo rolinho na região do colo.

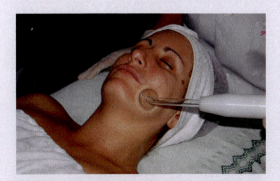

▲ Figura 12.17 Eletrodo cebolão.

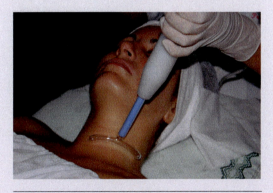

▲ Figura 12.21 Eletrodo forquilha.

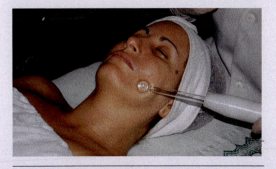

▲ Figura 12.18 Eletrodo cebolinha.

Quadro 1. Eletrodos e suas aplicações.

Eletrodos	Aplicação (região)
Eletrodo cebolinha	Nariz, orbicular da boca (lábios)
Eletrodo cebolão e standard	Áreas maiores da face
Eletrodo forquilha	Área da cervical (pescoço) e pernas

Quadro 1. Eletrodos e suas aplicações.
(continua)

Eletrodos	Aplicação (região)
Eletrodo cauterizador ou fulgurador	Para cauterizar lesões (pústulas)
Eletrodo pente	No couro cabeludo
Eletrodo saturador	Para o paciente segurar (técnica de forma indireta)
Eletrodo mãozinha	Áreas maiores da face — utilizado no tratamento de revitalização

Técnicas de Aplicação

No tratamento de limpeza de pele, a aplicação do aparelho de alta frequência é em média de 2 a 5 minutos. Deve-se levar em conta a sensibilidade do paciente e a intensidade da aplicação.

Existem dois processos de eletrodos diretos: aplicação direta sem afastamento e aplicação direta com afastamento ou faíscas.

Aplicação direta sem afastamento aplica-se o eletrodo diretamente na pele, em movimentos diversos, deslizando-o sobre o local a ser tratado (para assepsia); não ocorrerá o afastamento (a faísca). Por exemplo: eletrodos forquilha, cebolão ou standard, cebolinha e pente. As aplicações diretas sem afastamento são indicadas após a fase de extração durante a limpeza de pele, no tratamento de couro cabeludo, após a depilação, após o procedimento de microdermoabrasão e no tratamento de acne vulgar (Figuras 12.22 e 12.23).

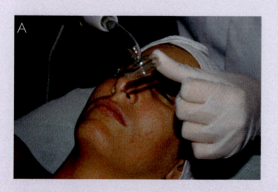

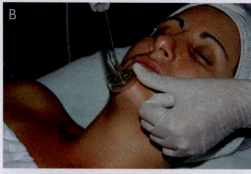

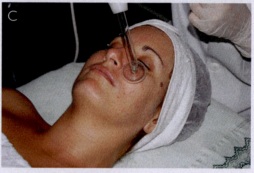

▲ **Figura 12.23 (A, B, C)** Antes de encostar o eletrodo no paciente, colocar o dedo na extremidade e retirá-lo somente depois do contato com a pele.

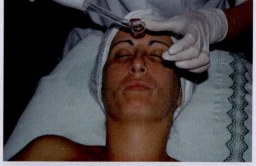

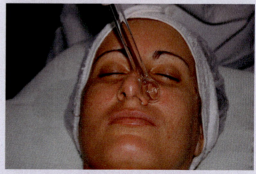

▲ **Figura 12.24** Aplicação do eletrodo cebolinha.

Aplicação direta com afastamento ou faíscas o eletrodo se mantém a uma curta distância (milímetros) em um único movimento, sem encostar na lesão ou no local em que ocorreu o esvaziamento da pústula. Em consequência da alta voltagem da corrente, saltam faíscas da ponta do eletrodo cauterizador até a superfície da lesão acneica. Pelo fato de a corrente se acumular na superfície do eletrodo pontiagudo e passar para a pele, ocorre uma "chuva de faíscas" e, para seu uso correto, deve-se aproximá-lo da lesão para que a parte do eletrodo produza uma "chuva de faiscamento" que deverá ter como alvo a lesão (Figura 12.25).

Essa técnica de aplicação direta com afastamento tem como objetivo fechar a lesão pustular (por exemplo, utilizando eletrodo cauterizador ou fulgurador). O eletrodo fulgurador ou cauterizador produz cauterização das lesões acneicas, favorecendo o processo de cicatrização da lesão. Na realidade, ele contribui para o fechamento das pústulas após a realização das extrações, reparando o tecido onde havia solução de continuidade da pele.

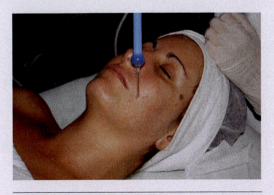

▲ Figura 12.25 Aplicação do eletrodo fulgurador.

Existem dois processos de eletrodos indiretos: aplicação indireta sem afastamento e aplicação indireta com afastamento.

Aplicação indireta sem afastamento o eletrodo "saturador" (Figura 12.26) é utilizado

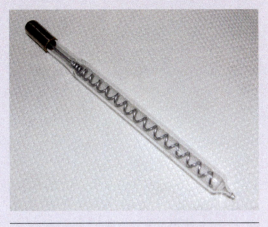

▲ Figura 12.26 Eletrodo saturador.

para a pele pálida e desvitalizada. Uma sugestão seria realizar o procedimento no momento da massagem.

O paciente deve posicionar-se em decúbito dorsal, segurando a bobina (manípulo) com uma mão e o eletrodo saturador com a mão. A mão do profissional, ao entrar em contato com o corpo do paciente (pele da face), agirá como eletrodos sobre a região a ser tratada, direcionando a corrente e promovendo descarga elétrica que ocorrerá nos dedos do profissional de estética (parte distal), contribuindo para a estimulação da pele desvitalizada. Podem ser realizados movimentos como pinçamento, tamborilamento, palmadinhas sobre a pele, passando suavemente os dedos sobre a face.

O tempo de duração da técnica será de 3 minutos; se a pele estiver muito desvitalizada, poderá ter o tempo estimado em aproximadamente 5 minutos no máximo. A pele poderá sofrer ainda pequenos processos de eritemas, com a técnica do eletrodo saturador de forma indireta.

Aplicação indireta com afastamento a segunda técnica indireta se dá com a utilização do eletrodo mãozinha ou chuveirinho (Figura 12.27) que, por sua vez, também produzirá descarga elétrica por afastamento graças a sua forma oval, com acidentes nas extremidades. Esse eletrodo tem a função de aumentar a circulação, ativar o metabolismo celular e provocar efeitos importantes quando se pretende aproveitar a técnica nos tratamentos de revitalização cutânea e na terapia capilar, objetivando a estimulação local.

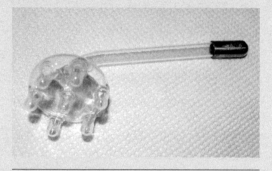

▲ **Figura 12.27** Eletrodo chuveirinho.

Vale ressaltar que as duas técnicas acima são contraindicadas para as peles lipídica e acneica.

Quanto ao ozônio, ele apresenta propriedades importantes — como bactericida (destruindo algumas bactérias que colonizam a pele e atenuando a atividade das toxinas das bactérias) e fungicida (pela ação destrutiva de certos fungos).

Efeitos Fisiológicos da Alta Frequência

Bactericida e antisséptico a alta frequência apresenta efeito bactericida e antisséptico, podendo atenuar a atividade das toxinas bacterianas. Essa ação se deve principalmente à formação de ozônio observada no eletrodo de vidro. Como o gás é muito instável, reage rapidamente com diferentes compostos, o que explica suas propriedades bactericidas e antissépticas, realizando a desinfecção dos tecidos, em especial em peles acneicas.

Vasodilatador essa corrente tem a propriedade de ativar a circulação periférica local provocando uma ação hiperemiante e vasodilatadora e aumentando, consequentemente, o fluxo sanguíneo.

Térmico o centelhamento faz com que uma discreta energia seja transferida para a pele. Ao absorver essa energia, ela é transformada em calor (tendo por base o efeito Joule), provocando um pequeno aquecimento do tecido.

Químico entre um eletrodo e o tecido, o centelhamento passa necessariamente pelo ar. A passagem do centelhamento pelas moléculas de oxigênio provoca a formação de gás ozônio, que é o oxigênio trivalente (O_3, com propriedades úteis para o tratamento).

Cauterizante as faíscas produzidas entre o eletrodo e a parte a ser tratada "fecham" as lesões (por exemplo, pústulas que foram submetidas ao esvaziamento no momento da extração são fechadas com o eletrodo cauterizador).

Indicações

- Tratamento da pele acneica.
- Tratamento do couro cabeludo.
- Revitalização facial.
- Estimulação facial e capilar.
- Cauterização de pústulas.
- Como bactericida e fungicida.
- Pós-depilação.
- Pré e pós-microdermoabrasão.
- Pré-galvanopuntura.

Precauções por Parte do Profissional

Deve-se segurar sempre no corpo do manípulo. Evite contato com a extremidade da bobina ou do manípulo onde é conectado o eletrodo de vidro, pois poderá ocorrer faíscas de intensidade perigosa (choques elétricos muito fortes). A junção do eletrodo e o corpo do manípulo não devem tocar a pele do paciente ou serem tocados pelo profissional.

Os eletrodos de alta frequência são de vidro e o manuseio incorreto poderá quebrá-los.

Funções

Limpar a pele, deixando-a asséptica e livre de bactérias e fungos, além de auxiliar na cicatrização (regeneração do tecido), por exemplo, o fechamento de pústulas com o cauterizador.

Antes de se iniciar a aplicação da alta frequência, é necessário limpar o eletrodo de vidro que será utilizado com lenço de papel descartável umedecido em álcool, aguardando que seque antes de colocar no manípulo.

O profissional deve escolher o eletrodo e este deve ser colocado no aplicador de alta frequência na ponta do manípulo. Deve-se ligar o aparelho e escolher a intensidade desejada. Ao término da aplicação, deve-se limpar e desinfetar o eletrodo de vidro, conservando-o em um local adequado. É de extrema importância que se limpe o eletrodo antes de guardá-lo.

Inicia-se com intensidade média e aumenta-se gradativamente em função da resposta do paciente; portanto, a intensidade de alta frequência é determinada por ele.

Antes de aplicar o eletrodo (exceto o cauterizador ou fulgurador) no paciente, colocar o dedo na extremidade e retirá-lo somente depois do contato.

Contraindicações

- Não usar gel ou creme antes do procedimento (gel à base de carbopol diluído em álcool), pois ocorrerá queimadura.
- Não cobrir a face do paciente com gazes, uma vez que isso fará com que se perca a eficácia do ozônio, que se dispersa em contato com as gazes, sem atingir a pele.

`passo 9` Cauterização (se necessário)

Com o aparelho de alta frequência, utiliza-se o eletrodo de vidro fulgurador para fechar as pústulas que foram esvaziadas no momento da extração. Esta técnica está melhor explicada na página 123 "Aplicação Direta com Afastamento".

`passo 10` Desincrustação

Desincruste

O desincruste é um procedimento realizado com o auxílio de um aparelho construído para gerar corrente contínua ou galvânica.

A desincrustação é uma técnica que usa a corrente contínua para facilitar a retirada do excesso de secreção sebácea da superfície da pele. Utiliza-se um produto com ativos à base de carbonato de sódio, salicilato de sódio ou lauril sulfato de sódio, que possuem características alcalinas. Essas loções apresentam-se com polaridade negativa ou positiva dependendo do tipo de loção. Os produtos realizam saponificação ou efeito detergente com os ácidos graxos presentes na secreção sebácea, cujo objetivo é emulsionar a gordura da pele, transformando em sabão, sendo facilmente removível com água.

A corrente galvânica possui tensão contínua, constante e com polaridade determinada: polo negativo e polo positivo.

Segundo Meirelles, a desincrustação, como o nome diz, é a ação de levantar a "crosta" que recobre um objeto que parece estar incrustado em sua superfície, no caso, a pele. O procedimento consiste em liberar da pele o excesso de secreção sebácea e sujeiras que a recobrem e se incrustam na capa córnea da epiderme.

Em termos de estética, a técnica de desincruste pode ser traduzida no uso de higienização profunda da pele, com remoção do excesso de oleosidade (sebo da glândula sebácea) e retirando os resíduos do sebo incrustados nas paredes do canal pilossebáceo.

Segundo Winter, o desincruste é um procedimento de ação eletroquímica que tem como objetivo retirar o excesso de sebo das peles exageradamente seborreicas, sendo indicado para peles lipídicas e, portanto, é inadequado para pele alípica, pois já existe pouca oleosidade e não seria adequado retirar o pouco sebo existente. Essa ideia foi corroborada por Miedes, que afirma que o desincruste só é recomendado em zonas de pele lipídicas, que busca o equilíbrio do pH da pele e que boa parte do manto hidrolipídico é removido pela desincrustação.

Segundo Silva, o desincruste resulta em pele alípica, em uma forma de eliminação de detritos orgânicos e inorgânicos assimilados no nível epidérmico, como vestígios de maquiagem, sujeiras provenientes da poluição, e que pode produzir obstrução na passagem osmótica de cosméticos a serem aplicados.

Entendemos que em qualquer tipo de pele deve-se usar a desincrustação para realizar a limpeza da epiderme, proporcionando melhor receptividade à técnica de iontoforese, que tem como objetivo a introdução ou penetração de substâncias necessárias ao tipo de pele.

Na limpeza de pele, trata-se de um recurso empregado principalmente em pele mista, pele lipídica e até em peles alípicas com o objetivo de renovação da secreção sebácea (renovação do sebo), além de reeducação do trabalho das glândulas sebáceas.

O desincruste traz segurança para o profissional e para o paciente, pois ao extrair os comedões, permanecem alguns resíduos de sebo dentro da parede do canal pilossebáceo que devem ser eliminados evitando assim o risco de inflamação da pele após a extração do comedão. A técnica de desincruste é fundamental para um resultado perfeito na limpeza facial.

Um exemplo bem simples para entendermos como funciona a desincrustação é: em uma pasta de creme dental, não conseguimos retirar todo o creme; para retirá-lo, devemos cortar ou abrir a embalagem. No caso da pele, não podemos fazer o corte ou abrir nossa "embalagem de pele"; por isso usamos a corrente contínua para auxiliar nesse procedimento.

Se o profissional errar a polaridade, "empurrará" o sebo, fazendo a ionização da loção desincrustante, o que será maléfico. Por isso é necessária total atenção no momento do procedimento. Uma conduta correta se traduz em eficácia no tratamento.

A corrente galvânica é uma fonte de tensão contínua e constante, que circula entre dois eletrodos condutores, sendo um eletrodo móvel ou ativo (chamado também de eletrodo jacaré ou gancho) e outro eletrodo passivo (fixo de borracha ou eletrodo bastão).

Após a aplicação da técnica de desincruste, os eletrodos (sejam eles do tipo jacaré, esponja ou borracha) devem ser lavados. É necessário um bom acoplamento entre o eletrodo e a pele, além de uma boa umidificação do eletrodo esponja ou borracha para que não provoque desconforto no paciente (sensação de formigamento). Deve-se também evitar passar o desincruste em cima da lesão acneica (pústulas).

Essa técnica também tem sido bastante utilizada nos tratamentos capilares, para redução da oleosidade nos quadros seborreicos do couro cabeludo.

Em geral, nas peles mistas e lipídicas, a desincrustação deve dar atenção às regiões "T": testa, nariz e mento.

Movimento dos Íons

Os íons em elevada concentração tenderão a difundir-se para áreas de baixa concentração; seu movimento também é influenciado por gradientes de voltagem nos quais os íons negativos são atraídos pelo gradiente positivo, e vice-versa.

Tipos de Loções Desincrustantes

a) Salicilato de sódio — polaridade negativa (-)

b) Lauril sulfato de sódio — polaridade negativa (-)

(Esses dois detergentes possuem polaridades iguais e podem estar presentes ao mesmo tempo no produto)

c) Carbonato de sódio — polaridade positiva (+)

Alguns profissionais adicionam água ao desincruste para economizar produto; isso é contraindicado. Para cada 100 ml de produto, apresenta-se 10 ml de substância de desincruste (princípio ativo principal — por exemplo, o lauril, o salicilato ou o carbonato); assim, 10% é a concentração do princípio ativo para o desincruste e 90% é água. Se misturarmos com água, perde-se a eficácia da técnica do desincruste, pois o produto oferece a concentração específica para esse procedimento, sem a necessidade de adicionar mais água.

Técnica

O paciente deve posicionar-se em decúbito dorsal (DD). O profissional aplica o lauril sulfato de sódio (-) ou o salicilato de sódio (-) no rosto do paciente. O eletrodo passivo condutor deverá estar na polaridade negativa (-), podendo ser acoplado ou posicionado abaixo do ombro, encostado na pele (direção da escápula, abaixo da escápula ou fixado no braço). O eletrodo passivo deverá estar envolto em algodão umedecido com água ou acoplado no eletrodo esponja, sendo que este deve ser embebido com água e estar suficientemente umedecido, sem estar encharcado.

O eletrodo jacaré ou gancho (ativo unipolar ou móvel) se encontrará na mão do profissional, que deverá estar na polaridade postiva (+), envolvido por algodão úmido (somente umedecido com água), sem que as partes do eletrodo entrem em contato com a cútis, para que não haja queimaduras (Figura 12.28).

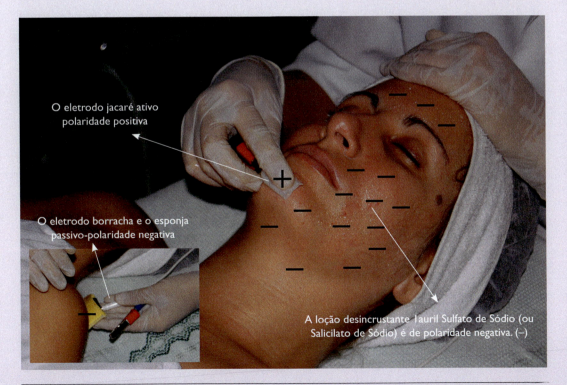

▲ Figura 12.28 Loção desincrustante de polaridade negativa.

Deve-se movimentar o eletrodo ativo (jacaré ou gancho com algodão umedecido com água e sem estar encharcado de água) lentamente sobre a face, exercendo pressão firme, leve e uniforme. Jamais manter parado o eletrodo ativo, ou seja, ele deverá ser mantido sempre em contínuo movimento. Os movimentos devem ser ordenados, retilíneos e o eletrodo deverá ser aplicado em toda a área do rosto.

A desincrustação deve ser iniciada com o uso de intensidade baixa e ir aumentando de acordo com o limiar de sensibilidade do paciente, pois existem aparelhos no mercado com diferenças tecnológicas na fabricação dos aparelhos de galvanização, entre 0,2 mA, 1 mA, 1,5 mA, 4 mA e 5 mA.

Alguns aparelhos apresentam em seu visor de cristal líquido a intensidade, que é regulada de 1 até 9. Devemos ligar o aparelho e iniciar com intensidade 1, aumentando a intensidade da corrente lentamente. Em outros aparelhos de desincrustação, a intensidade é regulada pelo ato girador ou dosímetro; assim, deve-se ligar o aparelho e iniciar com intensidade "baixa", aumentando a intensidade da corrente lentamente. O gosto metálico ("chumbo") que o paciente poderá sentir é normal e com certeza se deve aos efeitos polares da corrente (galvanismo intraoral).

Deve-se realizar a desincrustação de acordo com a sensibilidade do paciente. O profissional deverá desincrustar por 2 minutos a face. Na pele lipídica e acneica, desincrustar por 2 ou 4 minutos (a critério do profissional) e evitar passar o eletrodo ativo (jacaré) nas lesões acneicas. Algumas lesões representam uma porta aberta para o interior dos tecidos e por isso as pústulas devem ser cauterizadas antes de se iniciar a desincrustação.

No tratamento da acne, é muito importante cuidar primeiro das pústulas, esvaziando-as, cauterizando-as e obstruindo a lesão. Não há contraindicação para o uso do desincruste em pele acneica, mas deve-se evitar passar o desincruste nas regiões inflamadas.

Utiliza-se o eletrodo jacaré ou gancho como eletrodo ativo. O eletrodo placa silicone-carbono ou metal (com ou sem esponja) é usado como eletrodo passivo. Após a primeira aplicação, o algodão adquire cor acinzentada ou amarelada; na segunda aplicação, deve-se enrolar outro algodão limpo e continuar o procedimento. A desincrustação como tratamento preparativo para a ionização é utilizada na higienização profunda da pele, no tratamento de acne, na revitalização e no tratamento de discromias, com o objetivo de "abrir caminho" e facilitar a futura penetração das substâncias ionizáveis (Figura 12.29).

Vale lembrar que entre cargas do mesmo tipo ocorre a repulsão; entre tipos diferentes, a atração. Além disso, o polo do eletrodo passivo acoplado no paciente deve ser igual ao polo da loção do desincruste. Com a utilização do carbonato de sódio (+), os eletrodos deverão estar na posição contrária (invertida) da técnica mencionada (Figura 12.30).

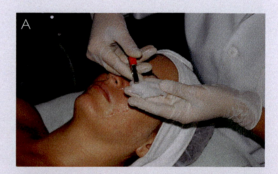

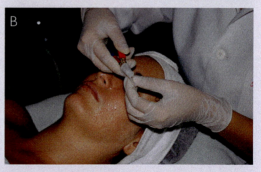

▲ Figura 12.29 (A e B) Acoplamento do algodão umedecido com água no eletrodo jacaré.

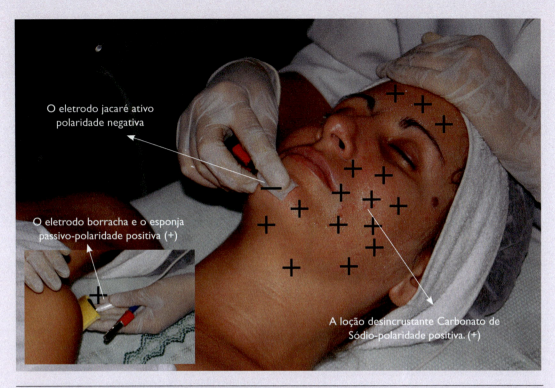

▲ Figura 12.30 Loção desincrustante de polaridade positiva.

Contraindicações da Técnica

- Gravidez.
- Problemas cardíacos e marca-passo.
- Neoplasias (relativo).
- Epilepsia.

passo 11 Ionização

Iontoforese

A ionização é conhecida como iontoforese, ionoforese, dieletrólise, dieletroforese ou iontopenetração. Esse procedimento é relatado desde o século XVIII, sendo mencionado na literatura dos anos de 1700 e 1800. Trata-se de uma técnica segura, indolor, de rápida execução e que aumenta a penetração de substâncias polares por meio da cútis sob um gradiente potencial constante. A iontoforese é o método mais eficaz de administração pela pele, utilizando corrente contínua com substâncias ("iontos") com propósito específico para cada tipo de pele.

O procedimento não invasivo da iontoforese representa um atrativo para o profissional de estética. A ionização é denominada "transferência iônica", na qual se utiliza a corrente galvânica, graças a sua emissão constante e unidirecional de fluxo elétrico que possibilita a migração das substâncias necessárias à pele.

Quando os dois eletrodos condutores que estão conectados a uma fonte de energia de corrente galvânica (contínua e de baixa intensidade) são interpostos a um segmento corpóreo, em contato com a solução eletrolítica (encontrada em produtos cosméticos, por exemplo, os iontos), existe a possibilidade de se promover a transferência de substâncias (íons) para o tecido, permitindo a penetração superficial de substâncias iônicas. O ionto é

Estética Facial Essencial

polarizado e por isso penetra no tecido aplicado com o auxílio da corrente galvânica.

A ionização facilita a passagem do produto pela pele, pela membrana celular e pelos folículos pilossebáceos, permitindo melhor absorção e penetração dos iontos. Sabemos que substâncias com cargas iguais se repelem e substâncias com cargas opostas se atraem; o mesmo ocorre entre os íons e os polos da corrente, isto é, os íons positivos são repelidos pelo polo positivo e atraídos pelo polo negativo — assim ocorre com situação inversa como os íons negativos.

Ao se fazer a ionização do produto com o polo de mesma carga, provoca-se uma repulsão entre o produto e o eletrodo, e uma atração entre o produto e o organismo, facilitando a penetração.

Geralmente os produtos utilizados são à base de ionto de ureia, ionto de colágeno, ionto de elastina, ionto de extrato placentário, vitamina C, ionto de algas marinhas, ionto de oligoelementos, ionto azeloglicina (como cicatrizantes) e ionto adstringente (como inibidor de sebo) ou até ionto eletrolítico (produto bipolar, ou seja, é o único ionto que não precisa de inversão de polaridade). Eles favorecem a penetração de substâncias hidratantes, cicatrizantes e inibidoras de sebo, estimulando tecidos e promovendo aumento do metabolismo e melhora da atividade celular. Essa técnica é indicada para tratamentos de limpeza de pele, tratamentos de acne, tratamentos preventivos de envelhecimento ou involução cutânea ou mesmo para atenuar sinais de envelhecimento.

A fonte de corrente da ionização é de baixa intensidade e, portanto, não permite ação sobre a muscularatura, não promovendo estimulação neuromuscular. A corrente galvânica é quem melhor possibilita a migração iônica de cosméticos (ionto), pela emissão constante e unidirecional do fluxo elétrico.

A iontoforese é uma técnica de efeito local indiscutível, mesmo que superficial. O

benefício na estética com a introdução de iontos específicos para a pele é a ação localizada, mais efetiva e prolongada.

Técnica

O paciente deve posicionar-se em decúbito dorsal (DD). O profissional aplica o ionto específico na pele do paciente. Vejamos o exemplo de ionto negativo (ionto adstringente). O eletrodo passivo condutor deverá estar na polaridade positiva (+) e deve-se posicionar o condutor abaixo do ombro, encostado na pele (direção da escápula ou abaixo da escápula). O eletrodo passivo deverá estar envolto em algodão umedecido com água ou com o eletrodo esponja.

O eletrodo rolinho ou esfera (mão do profissional, móvel ou ativo unipolar) deverá estar na polaridade negativa (-); o profissional deverá realizar diversos movimentos com esse eletrodo, com a intenção de espalhar o ionto e fazê-lo penetrar na pele. Assim, ao ionizar o produto com o polo de mesma carga, provoca-se uma repulsão entre o produto e o eletrodo, e uma atração entre o produto e o organismo, facilitando a penetração. (Figura 12.31)

Deve-se ionizar por 2 minutos e ou de acordo com a definição do fabricante. Na utilização do ionto com polaridade (+), os eletrodos deverão estar na posição contrária (invertida) da técnica mencionada (Figuras 12.32).

Lembre-se de que o profissional deve ligar o aparelho e aumentar a intensidade lentamente, procedendo com movimentos lentos e não deixando o eletrodo ativo parado em um mesmo local na pele, para que se evitem queimaduras.

No início da aplicação de iontoforese, o paciente costuma relatar uma leve sensação de formigamento; com o aumento gradativo da intensidade, a sensação também aumenta e pode chegar a agulhadas, ardência e dor.

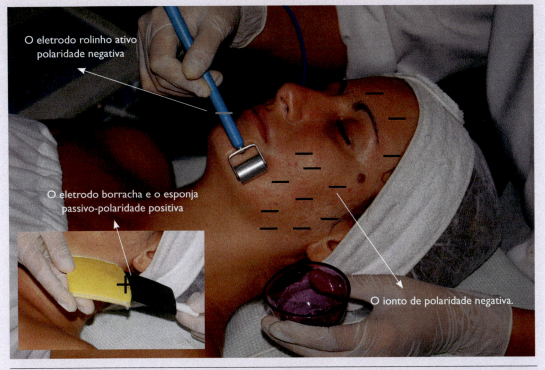

▲ Figura 12.31 Loção desincrustante de polaridade negativa.

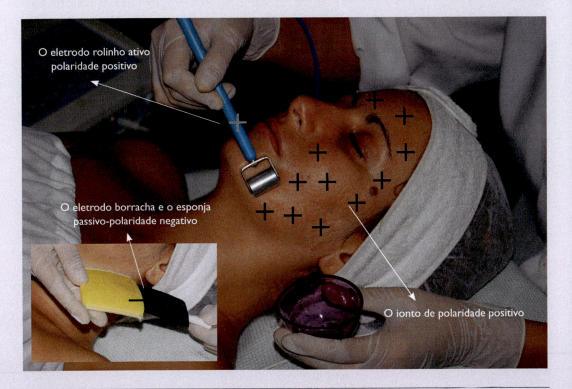

▲ Figura 12.32 Loção desincrustante de polaridade negativa.

Por isso, deve-se sempre respeitar as sensações do paciente e manter uma intensidade que ele possa suportar.

Há necessidade de um bom acoplamento entre os eletrodos passivo e ativo e uma boa umidificação do eletrodo esponja para que se diminua a resistência e se evite queimaduras. A falta de solução (água) condutora na esponja ou mesmo o mau contato eletrodo-pele pode gerar formigamento no local no qual está acoplado o eletrodo passivo.

Existe no mercado um eletrodo ativo bipolar com dois pontos de penetração de substâncias. Esse eletrodo possui dois polos, um positivo e outro negativo (exatamente no mesmo eletrodo ativo), e não há possibilidade de passar com os iontos tradicionais (fazendo a troca na mesma posição toda vez que passar no rosto do paciente, sendo difícil atingir o local anterior), porém pode-se trabalhar com o ionto com substância eletrolítica, pois esse produto é bipolar e não há necessidade de inversão na segunda "demão". Hoje em dia esse tipo de eletrodo não é muito comercializado no mercado, mas é importante comentar, pois há profissionais que fazem uso dele.

O eletrodo ativo bipolar é utilizado para iontos que tenham dupla polaridade — no caso, ionto eletrolítico.

O melhor eletrodo é o unipolar, pois é mais simples, além de não ser necessário revezar a posição para a aplicação no local, que terá um ponto de penetração. O eletrodo unipolar tem um só polo, sendo necessário saber qual é a polaridade do ionto.

Após a técnica de ionização, os eletrodos devem ser lavados para remover os resíduos dos iontos utilizados. Não há nenhuma vantagem em utilizar solução com concentração superior à indicada pelo fabricante ou diluir o ionto a fim de economizar o produto, pois esses procedimentos prejudicarão a eficácia do tratamento.

Todos os produtos ionizáveis têm algumas características em especial como:

- São aquosos ou têm o aspecto de gel.
- Contêm princípios ativos sob a forma de micromoléculas (que são mais facilmente absorvidas).
- Têm carga elétrica positiva ou negativa (íons livres absorvíveis pela pele durante a ionização).

Contraindicações da Técnica

- Gravidez.
- Problemas cardíacos e marca-passos.
- Neoplasias (relativo).
- Epilepsia.
- Evitar realizar a técnica em soluções de continuidade (ferimentos, ulcerações etc.), pois podem concentrar fluxo iônico e causar queimaduras na pele.

passo 12 Aplicar Máscaras

As máscaras têm a finalidade de complementar a higienização profunda da pele em todos os tipos de pele. Na pele lipídica, recomenda-se usar máscara adstringente, pois ela diminui a oleosidade da pele. Na pele mista, recomenda-se usar máscara adstringente, calmante ou de frutas. Na pele sensível, recomenda-se o uso de máscara calmante. Na pele alípica, aplicam-se a máscara de chocolate ou a calmante.

Deve-se aplicar a máscara apropriada ao tipo de pele do paciente. Deixar agir por 15 minutos. Retirar a máscara com algodão umedecido com água, sem friccionar a pele, no sentido de baixo para cima, ou borrifar água filtrada, o que facilita a retirada da máscara e provoca uma sensação de frescor (Figuras 12.33 e 12.34).

DICA

Misturar a máscara com espátula. Jamais usar as mãos sem luva para espalhar a máscara na face do paciente; se possível, aplicar com a espátula. Não utilizar pincel na aplicação da máscara.

Capítulo 12 • Higienização Profunda da Pele

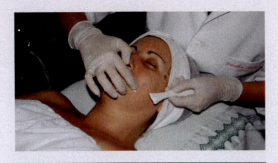

▲ Figura 12.33 Aplicação de máscara secativa.

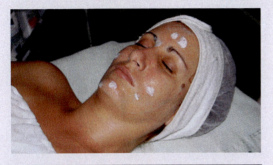

▲ Figura 12.34 Aplicação de máscara calmante e secativa.

Máscara Hidroplástica Caseira

Ingredientes
- 500 g de alginato de potássio
- 200 g de maisena ou amido de milho

Modo de preparo

Misturar o alginato e a maisena. Armazenar em um pote fechado e em local com temperatura ambiente.

Como realizar a técnica

Recordar o passo a passo relativo à microdermoabrasão.

Preparação da máscara

Deve-se misturar o alginato, a maisena e água (filtrada gelada, soro fisiológico ou água em temperatura ambiente) em uma cubeta média ou grande. Se a pele estiver eritematosa, utilizar água gelada filtrada. Uma pasta homogênea deverá ser formada; espalhar diretamente na pele, com ou sem a necessidade de gazes. Deixar agir por 15 minutos. Retirar a máscara oclusiva. Retirar o excesso com algodão umedecido em água (Figuras 12.35 a 12.38).

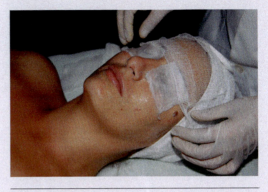

▲ Figura 12.35 Primeira máscara de acordo com o tipo de pele; colocar na área do olho um algodão umedecido com água; se achar necessário, cubra a face com gazes.

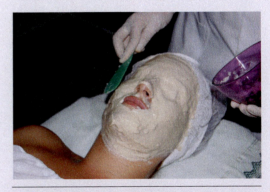

▲ Figura 12.36 Aplicação da máscara hidroplástica.

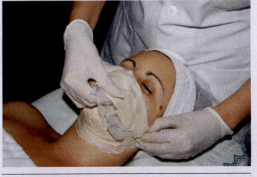

▲ Figura 12.37 Retirada da máscara hidroplástica..

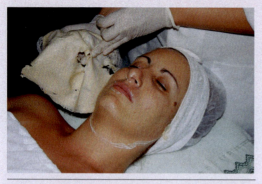

▲ Figura 12.38 Após a retirada da máscara retirar o excesso com água e algodão.

passo 13 Aplicar Protetor Solar

Aplicar o protetor solar específico para a pele. Por exemplo, FPS 15 + ureia para pele alípica; FPS 15 + centella asiática para peles acneicas; FPS 15 + extrato glicólico de aveia para pele alípica ou sensível.

Na pele lipídica, usa-se protetor solar em gel, loção *oil free*. Não usar protetor em cremes porque são oleosos e aumentam a oleosidade. Na pele alípica, usa-se protetor solar em creme, loção *oil free* ou não. A pele alípica aprecia esses protetores, porque funcionam como barreira contra a perda d'água (Figura 12.39).

> **OBSERVAÇÃO**
>
> Em uma pele mista, aplicar dois ou mais tipos de máscaras nas regiões adequadas.

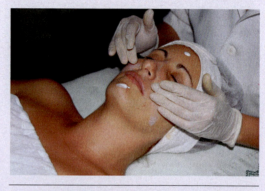

▲ Figura 12.39 Aplicação do protetor solar.

CAPÍTULO

13

Acne

▶ **Priscila C. Dal Gobbo** ▶ **Telma Floriano**

Introdução

Akhne é uma palavra de origem grega que significa eflorescência (erupção da pele) na superfície do corpo humano.

Conhecida popularmente como espinha, a acne é uma doença dermatológica. Trata-se de uma patologia cutânea que acomete o folículo pilossebáceo (glândula sebácea) e atinge muitas pessoas em graus e períodos variáveis (comumente nos adolescentes e em algumas ocasiões no paciente adulto). Em mulheres adultas, a acne pode estar relacionada à irregularidade menstrual ou a problemas hormonais. O estresse e a hereditariedade também podem explicar o problema, tanto na mulher quanto no homem. Já foi comprovado que o estresse aumenta o nível de cortisol, hormônio que possui um vínculo muito estreito com a acne.

Em geral, a acne afeta as regiões mais lipídicas da pele, conferindo a ela um aspecto brilhoso, lustroso, e os óstios foliculares se apresentam dilatados e obstruídos.

107

108 | Estética Facial Essencial

Embora a acne não seja uma doença que envolva risco de morte, ela provoca alterações na pele que muitas vezes resultam em perda ou lesão de tecidos.

A acne vulgar nasce em um espaço propício a ela, na unidade pilossebácea, sendo uma patologia dermatológica benigna e não contagiosa. Surge sempre de procedência da comedogênese, decorrente da obstrução do orifício de excreção da glândula sebácea, com presença de comedões; posteriormente, com a presença e ação de bactérias, formam-se processos inflamatórios. A acne é caracterizada por pápulas, pústulas e, nas formas mais graves, por abscessos, cistos e cicatrizes em graus diversos.

O principal objetivo do tratamento de acne realizado por profissional de estética é a extração de comedões; o tratamento visa inibir o processo inflamatório e diminuir a proliferação das bactérias, levando ao desaparecimento da acne (inflamatória e comedogênica) para que futuramente o paciente faça a manutenção apenas com a limpeza de pele.

Vale ressaltar que a acne varia de acordo com a quantidade de comedões. Quanto mais comedões, presença e disseminação de bactérias, maior será o processo de inflamação. Assim, quando se extrai os comedões, não ocorre o processo inflamatório.

Etiologia

A etiologia, isto é, o estudo da origem da acne, varia de paciente para paciente e é difícil identificar ou isolar a causa básica, pois existem diversos fatores para a instalação das lesões acneicas nos folículos sebáceos, como:

- Acometimento da unidade pilossebácea
- Aumento e bloqueio de secreção sebácea
- Hipercorneificação do ducto pilossebáceo
- Ocorrência ou ausência de inflamação das glândulas sebáceas
- Colonização do ducto pilossebáceo com a bactéria
- Afecção superficial que atinge a epiderme, a derme e o tecido celular subcutâneo
- Presença de bactéria que atua sobre o sebo acumulado e favorece a inflamação da pele
- Impedimento da liberação dos ceratinócitos desprendidos
- Coesão aumentada dos ceratinócitos
- Alteração do funcionamento da glândula sebácea
- Ceratose do canal folicular
- Presença de estreitamento
- Retenção do sebo, aumento da flora bacteriana
- Intensa atividade enzimática da bactéria
- Alterações químicas do sebo, que se transforma em ácidos graxos livres que irritam a pele

Fatores como hereditariedade e atividade hormonal também contribuem para a ocorrência da patologia.

Fisiopatologia da Acne ■ ■ ■

O aumento da secreção sebácea, a hiperqueratinização com a presença de obstrução do folículo pilossebáceo e a alteração da flora bacteriana da pele provocam a acne. Logo, "sebo + bactéria = acne vulgar". A bactéria, por sua vez, se "alimenta" do sebo, ocasionando uma reação inflamatória local. As lesões da acne são decorrentes da obstrução com ou sem inflamação dos folículos pilossebáceos.

A acnegênese e a comedogênese são processos individualizados, porém geralmente associados na patologia da acne.

Comedogênese

A comedogênese é uma reação folicular não inflamatória caracterizada por hiperceratose compactada densa do folículo e que usualmente precede a acnegênese (apenas com presença da bactéria). Ocorre quando se tem a formação de comedões formados com a retenção do sebo na glândula sebácea, permitindo uma obliteração acroinfundibular por ceratose focal. A fase inicial da acne é comedônica (presença de cravos oxidados e brancos), sem processo inflamatório, dando lugar, depois, ao processo inflamatório com presença de diversos graus de acne (formação da acnegênese).

Acnegênese

Identifica-se a acnegênese com a ocorrência de inflamação do epitélio folicular, para posteriormente ocorrer um desprendimento de material hiperceratócito dentro do folículo, formando pústulas e pápulas foliculares, cistos e nódulos. A acnegênese é a formação de acne, inflamação da glândula sebácea (retenção do sebo dentro da glândula + bactéria) e multiplicação de micro-organismos (em especial a bactéria *Propionibacterium acnes*) que produzem lipase e que transformam os triglicerídeos em ácidos graxos livres, com capacidade irritativa. Os ácidos graxos livres irritam a pele, podendo, a partir de certo ponto, ocorrer a destruição da glândula, em consequência da grande reação inflamatória local.

Clínica e Diagnóstico ■ ■ ■

A presença de variedades de inflamações na pele determina os graus da acne no quadro clínico do paciente. A lesão fundamental ou primordial da acne tem proporção variável de comedões, identificados como um folículo piloso cheio de sebo obstruído e com presença de bactéria.

O mecanismo da formação espontânea do comedão ainda é desconhecido, apesar de existirem diversas etiologias.

Na pele acneica, encontramos comedões, comedões com formação inflamatória, pequenas e grandes pápulas e pústulas, cicatrizes hipotróficas, cistos, nódulos e sintoma cutâneo de prurido (coceira). Em geral, essas lesões estão localizadas na área da face, nas regiões anteriores e posteriores do tórax associadas à seborreia ou áreas anatômicas ricas em glândulas sebáceas,

110 | Estética Facial Essencial

originando-se por uma alteração no processo de queratinização da epiderme, com a deposição de lâminas e fragmentos de queratina dentro do infundíbulo folicular (região superficial do folículo), dificultando, assim, a drenagem da secreção produzida pela glândula sebácea, que vai se acumulando no folículo e constituindo o comedão.

Pruridos

O prurido, vulgarmente conhecido como coceira, é um sintoma cutâneo muito comum nos casos de acne. Está presente nas lesões acneicas como pústulas, nódulos e pápulas. Primariamente, o propósito biológico do prurido é induzir a coçadura a fim de remover o fator prudridogênico. A área comprometida pelo prurido apresenta eritema e escoriações; nesse processo, é muito comum ocorrer a acne escoriada. O prurido pode ou não estar presente nas lesões acneicas; quando presente, possui intensidade variável e, às vezes, provoca grande desconforto em lesões como pústulas, nódulos e pápulas.

Comedões

Os comedões são basicamente constituídos de sebo e ceratina (ou queratina). O sebo é essencialmente alcalino. A composição química do sebo é basicamente uma mistura de lipídios constituindo-se dos seguintes elementos: triglicérides, colesterol e ácidos graxos, com ésteres e escaleno, cuja proporção varia de paciente para paciente.

O sebo é produzido nos locais em que a glândula sebácea é exatamente o elemento primordial dos folículos pilossebáceos (por exemplo, o folículo sebáceo que encontramos na face, pelos atróficos e ostiofoliculares estreitos e glândulas sebáceas bem desenvolvidas). Já no couro cabeludo o pelo é grosso, os ostiofoliculares são maiores e a glândula sebácea é pouco desenvolvida.

A formação de comedões é um distúrbio que deve obedecer a uma influência genética e a um defeito na porção infrainfundibular do folículo sebáceo, induzindo a uma hiperqueratinização, como o acúmulo de escamas aderentes que obstrui a drenagem normal desses folículos e leva a sua formação. O excesso de queratina e sebo na unidade pilossebácea forma um tampão central e resulta em obstrução e dilatação folicular, o que denominamos "acne grau I" ou comedoniana, formando o comedão.

Comedões Oxidados e Brancos

Como já mencionamos anteriormente, o comedão oxidado (preto) apresenta-se aberto, com o óstio dilatado; no seu ápice, possui cor escura (ponto escuro) devido à concentração de melanina. O comedão se abre para a superfície da pele e apresenta um ponto negro na epiderme (camada córnea). O escurecimento do comedão é resultado da oxidação das gorduras e do aumento da deposição de melanina (e não devido à "sujeira").

O comedão branco apresenta-se fechado, com óstio pequeno, devido uma pequena atividade dos melanócitos. O comedão não se abre para a superfície da pele e não possui muita concentração de melanina.

Pústulas

Pústulas são pequenas vesículas que contêm exsudato purulento (lesões pustulosas) inflamadas, dolorosas à palpação e de cor rósea. A formação da pústula se dá quando ocorre a ruptura do material da parede folicular; assim, material cerato-sebáceo e bactéria são liberados (sebo, pus, células de defesa e bactérias vivas e mortas). A pústula pode se romper de forma espontânea ou por meio de manipulação; é comum deixar cicatrizes.

Pápulas

Pápulas são pequenas lesões que se apresentam como saliências róseas, não-pustulosas e muito dolorosas à palpação. A pápula ocorre quando os ácidos graxos livres difundem-se pelo folículo pilossebáceo e a inflamação gera uma pápula eritematosa que se transforma em pústula. É muito comum deixar cicatrizes e máculas avermelhadas, além de pequenos nódulos fibrosos.

Nódulos

Nódulos são lesões geralmente grandes, esféricas, muito dolorosas, localizadas mais profundamente na derme e que persistem por semanas. Têm a cor vermelho-violácea e em geral deixam cicatrizes; são compostos por pus e sebo.

Cistos

Cistos são lesões ainda mais profundas que os nódulos, extremamente dolorosas, inflamadas, pustulosas e de tamanhos variados. Podem espontaneamente drenar pus e deixar cicatrizes. O cisto é uma séria manifestação da lesão acneica.

Classificação da Acne

A acne é classificada em graus ou gravidade em: I, II, III, IV e V, conforme a Figura 14.1.

- Grau I — acne com presença de comedões abertos ou fechados iniciando processos inflamatórios.
- Grau II — acne inflamatória, com presença de pápulo-pústulas com reações inflamatórias.
- Grau III — acne inflamatória, com presença de grandes ou pequenos nódulos, cistos, pústulas e pápulas; também conhecida como acne cística, apresenta intensa reação inflamatória.
- Grau IV — acne inflamatória com presença de todas as lesões anteriormente citadas, além da presença de cicatrizes profundas e severa reação inflamatória.
- Grau V — acne inflamatória: acne *fulminans* ou fulminantes.

112 | Estética Facial Essencial

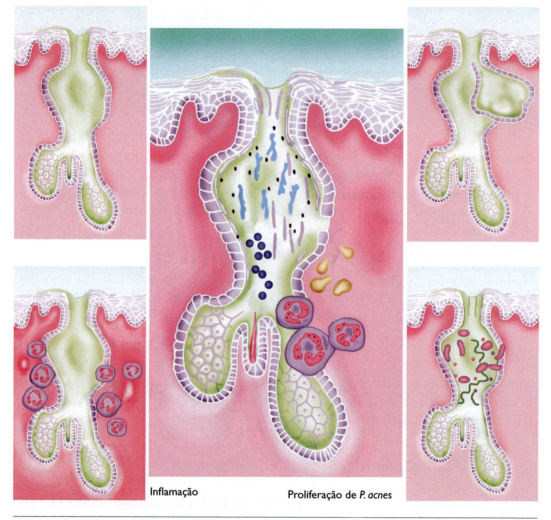

▲ Figura 13.1 Acne.

É essencial o aprendizado a respeito dos graus da acne.

O grau das lesões e as condições da pele determinam os recursos utilizados pelos profissionais de estética.

O diagnóstico e o tratamento precoce auxiliam muito para a cura definitiva e segura da acne.

A classificação dos graus é de extrema importância, pois o profissional de estética somente poderá tratar (extrair ou fazer a ruptura das pústulas) da acne nos graus I e II; na acne de graus III, IV e V, o profissional deverá se manter fidedigno na conduta de não provocar intervenção e não tentar extrair a lesão acneica (ou seja, não manipular lesões como nódulos, cistos e pápulas); porém, se desejar, poderá executar a técnica de cauterização da lesão a fim de auxiliar e contribuir para a diminuição do processo inflamatório local.

A manipulação das lesões de graus I e II na realização de tratamento de acne deve ser feita utilizando-se a técnica manual (extração) para a retirada dos comedões e pústulas. O profissional de estética esvazia as pústulas e cauteriza uma a uma.

Quanto à remoção/extração mecânica dos comedões (procedimento também exclusivo do profissional esteticista, muito delicado e trabalhoso), esta não deve ser realizada por técnica a vácuo, pois nenhuma ventosa possui o diâmetro do orifício pilossebáceo; sendo assim, o tecido em volta será sugado junto, ocasionando cicatrizes atróficas.

Nos graus III e IV, não se deve prescrever ou indicar medicamentos orais e tópicos. É fundamental que o paciente procure um dermatologista para auxiliar nos medicamentos orais; não é da competência do profissional de estética tratar a acne rosácea.

Glândula Sebácea

Anatomia da Glândula Sebácea

As glândulas sebáceas são encontradas em praticamente todo o corpo — nas regiões anogenital, interescapular, no couro cabeludo, na face —, com exceção de regiões como a palma das mãos e a planta dos pés, que são áreas de pele glabra. A glândula sebácea é encontrada em torno dos folículos pilosos, com ou sem pelos.

O tamanho da glândula é inversamente proporcional às dimensões do pelo presente no folículo pilossebáceo; portanto, as maiores glândulas sebáceas são encontradas nas regiões em que o sistema piloso é menos desenvolvido.

As glândulas sebáceas estão ligadas aos folículos pilossebáceos que existem em três tipos: terminais, lanuginosos e sebáceos. O folículo associado à acne é o sebáceo.

Os *folículos terminais* caracterizam-se pela presença de pelo espesso e reto, com glândula sebácea bem desenvolvida; a drenagem do sebo ocorre facilmente, e os folículos são encontrados frequentemente na barba e no couro cabeludo.

Os *folículos sebáceos* caracterizam-se pela presença de pelos finos e curtos. A glândula sebácea possui grande dimensão, é polilobulada, com a presença de acroinfundíbulo ocupando a total altura do canal folicular; portanto, é exatamente como se as glândulas se abrissem quase diretamente no exterior; encontram-se na face e no dorso.

Os *folículos lanuginosos* caracterizam-se pela presença de pelos e poros foliculares muito reduzidos; as glândulas possuem menor volume em relação aos folículos terminais e encontram-se espalhadas na pele glabra.

Histologia da Glândula Sebácea

As glândulas sebáceas se situam na derme e seus ductos basicamente desembocam na porção terminal dos folículos pilosos. As glândulas são formadas por diversos lóbulos e cada um apresenta perifericamente uma camada de células cúbicas basófilas, células germinativas e células com abundante citoplasma e delgada rede de gordura.

As glândulas sebáceas são alveolares e seus alvéolos geralmente desembocam em um ducto curto; esses alvéolos apresentam-se formados por uma camada externa de células epiteliais achatadas, que repousam sobre a membrana basal, a camada mais profunda da epiderme.

Essencialmente, essas células proliferam e diferenciam-se em células arredondadas, cheias de gotículas de lipídios, que enchem a luz dos alvéolos. Os núcleos das células cheias de gotículas de lipídios vão gradualmente degenerando e as células mais centrais do alvéolo rompem-se, formando a secreção sebácea.

As glândulas sebáceas são glândulas holócrinas, isto é, a formação da secreção resulta na morte das células que as elaboram e suas células secretoras se desintegram e eliminam-se a fim de que novas glândulas sejam formadas a partir das células indiferenciadas.

Fisiologia da Glândula Sebácea

As glândulas sebáceas produzem essencialmente o sebo. O produto de secreção da glândula é o sebo, que serve para lubrificar a pele, a epiderme propriamente dita, e tem a função de construir o manto lipídico e proteger a pele. O manto lipídico é formado pelo sebo e também por lipídios derivados da desintegração das células epidérmicas no final de sua queratinização.

O manto lipídico e o sebo são formados basicamente por triglicerídeos, cerídeos esterificados, escaleno, ácidos graxos esteroides e não esterificados. Assim, a secreção sebácea é a mistura complexa de lipídios que contém colesterol, ácidos graxos livres, triglicerídeos e seus ésteres e escalenos.

A função da glândula sebácea e suas variações depende de dois fatores: um genético e outro hormonal. A ação hormonal processa-se por meio de hormônio androgênico, a testosterona, que é transformada na célula sebácea em diidrotestosterona; assim, por meio da enzima 5-alfa redutase, a diidrotestosterona liga-se a um receptor proteico e estimula a lipogênese pelo aumento das glândulas sebáceas.

A secreção sebácea não é estimulada pelo aumento de temperatura corporal ou ambiental; ocorre que a temperatura maior facilita apenas a excreção do sebo. A alimentação rica em lipídios não tem relação com a secreção sebácea. Aos pacientes que têm a convicção de que alimentos como amendoim, chocolates e pizzas agravam o problema da acne podemos recomendar uma higiene alimentar. A produção de sebo não tem ligação direta com o que se come. As gorduras e os óleos da alimentação são quebrados pelo sistema digestivo e não tem como eles chegarem à pele.

Quando há alterações funcionais na glândula sebácea, por meio de excreção aumentada e fenômenos inflamatórios em torno da glândula e dos seus ductos, evidenciam-se diversos tipos de acne. Na acne, a seborreia é muito frequente.

Hiperatividade da Glândula Sebácea

O sebo é sintetizado continuamente pelas glândulas sebáceas e secretado para a superfície da cútis por meio do óstio do folículo piloso. A excreção de lipídios pelas glândulas sebáceas é controlada pela ação hormonal.

A hiperatividade da glândula sebácea está associada ao seu aumento, sendo denominada glândula sebácea hipertrofiada. Essa hiperatividade ocorre quando há desequilíbrio entre a

Capítulo 13 ▪ Acne | 115

produção e a capacidade de secreção de sebo, que leva a um bloqueio de sebo no folículo piloso seguido ou não de inflamação e resultando na hiperatividade da glândula. Pode ocorrer queratinização (ceratinização) anormal dos folículos polissebáceos, provocando massas vermiformes de queratina e sebo que obstruem os folículos pilossebáceos, formando o comedão.

A inflamação do tecido ocorre quando há aumento do fluxo sebáceo (chamado de quadro seborreico) e presença de bactéria. Quando o folículo sebáceo se oclui, ele facilita a ação das bactérias, que utilizam o *sebum* (sebo) como fonte de alimento.

O resultado da hiperatividade sebácea é a seborreia, podendo apresentar-se em maior ou menor intensidade, sendo diferenciada de paciente para paciente.

O aumento da produção dos hormônios chamados "androgênios adrenais", que provocam o aumento dos folículos pilossebáceos e da produção de sebo no rosto, nos ombros, no colo e nas costas, ocorre em adolescentes e adultos. Ao produzir muita gordura, entope-se o canal, rompendo as paredes e espalhando o excesso de sebo até a derme. Devido a um defeito na formação celular, há uma produção excessiva de ceratina, que obstrui o orifício folicular e leva à formação dos comedões em áreas ricas em glândulas sebáceas.

Tipos de Acnes ▪ ▪ ▪

Acne vulgar acomete adolescentes e adultos (mulheres e homens); trata-se de um processo multifatorial envolvendo a unidade pilossebácea. Caracteriza-se por dois tipos: não inflamatória, de grau I, com comedões abertos (oxidados) e fechados (brancos); inflamatória, de graus II (acne papulopustulosa), III (cística) e IV (conglobata).

Acne escoriada resulta da manipulação agressiva de lesões pustulosas da acne. O paciente tende a traumatizar com as unhas as lesões acneicas da pele do rosto ou do tronco, na tentativa de romper ou estourar a pústula, acreditando que contribuirá para a diminuição da acne pustolosa amarelada na pele; na verdade, esse procedimento contribui para o agravamento da lesão. O traumatismo contínuo de lesões acneicas pode produzir cicatrizes e desfigurações.

Acne infantil ocorre nas primeiras semanas de vida; caracteriza-se por poucas lesões, que involuem naturalmente; também pode ocorrer em crianças com 1 ou 2 anos de idade.

Acne pré-menstrual a lesão acneica ocorre na fase pré-menstrual e tem características da acne vulgar. Muitos profissionais não correlacionam a acne com o período menstrual.

Acne ocupacional ocorre em pacientes que lidam, em seus trabalhos diários, com óleos minerais de corte; as lesões acneicas costumam desaparecer após o afastamento do trabalho. A denominação "elaioconiose" ocorre pela obliteração ostiofolicular por óleos e graxas e a presença da bactéria produz acne.

Acne solar ou estival a patogenia é o edema do óstio folicular pela própria queimadura agravado pela oleosidade de protetores solares ou de outros produtos usados na pele; localizações preferenciais: região deltoide e tronco.

Acne medicamentosa a ingestão de diversos medicamentos (como corticoide local ou oral) pode levar ao aparecimento de lesões acneicas. Os remédios que contêm corticoides podem causar uma reação acneica.

Acne tropical a lesão acneica ocorre na época de climas quentes e úmidos, atingindo a região do tronco e das nádegas.

Acne fulminans (ou fulminante) modalidade extremamente rara de acne que acomete principalmente a região do tronco.

Acne oclusiva causada por ação irritativa local; na verdade, o uso de roupas apertadas colabora para o processo de esfoliação mecânica da pele (roupas de academia, calça apertada, capacetes, local de apoio de instrumentos musicais).

Acne conglobata acne mais severa; apresenta lesões císticas e nódulos inflamatórios; é mais frequente em homens; acomete face, tórax e nuca.

Acne rosácea observada em mulheres adultas, entre 30 e 50 anos de idade. Apresenta-se na parte central (região malar, nariz, espaço interssupericiliar, bochechas e mento). Na acne rosácea, a princípio, há eritema e aparecimento de pápulas e pústulas; a pele pode adquirir tonalidade violácea e pode ocorrer o surgimento de telangiectasias. Não se observa presença de comedões inflamados e apresenta predomínio em peles alípicas.

Fatores que Podem Agravar a Acne

A massagem facial em pele acneica, cremes, pomadas e cosméticos pastosos pioram o quadro da acne e contribuem para a proliferação da bactéria.

Deve-se advertir os pacientes de que a extração não deve ser realizada por eles; a manipulação deve ser feita por profissional de estética. As tentativas de extração sem auxílio profissional podem resultar em inflamações ainda mais graves, ocasionando irritação local, pústulas, formação de cistos e cicatrizes.

Recomenda-se cautela com relação a produtos de beleza com função de extrair comedões, pois esses produtos não surtem efeito quando se trata de comedões mais profundos — aplicam-se a comedões mais superficiais e em pequenas quantidades, eliminando, assim, apenas os microcomedões.

Fatores que Podem Atenuar a Acne

A exposição aos raios solares UVA e UVB, quando moderada e gradativa, traz melhorias à pele acneica, pois uniformiza o tom da pele, especialmente em pessoas de pele clara, porém, a exposição excessiva aos raios ultravioleta pode levar ao agravamento das lesões, pois aumenta a corneificação, induz a formação dos comedões, a disseminação das bactérias e, portanto, aumenta a inflamação.

Retirada de Marcas ou Cicatrizes

A acne pode deixar cicatrizes deformantes e inestéticas na pele e em geral são pequenas e deprimidas — portanto, são pequenas cicatrizes hipotróficas. Essas cicatrizes só ocorrem quando há uma destruição completa do folículo sebáceo; além disso, até comedões de longa duração inflamatória podem desencadear cicatrizes. Cicatrizes que nem sempre são evitáveis podem ser atenuadas ou até corrigidas com tratamento de supressão.

O objetivo dos tratamentos de peeling é inibir a formação dos comedões e amenizar ou retirar as cicatrizes provocadas pela acne. Essas lesões são irreversíveis e podem resultar na substituição de tecido normal por cicatrizes com graus variáveis de fibrose.

As cicatrizes podem ser acrômicas (mais claras que a pele), atróficas (resultantes de perda de elasticidade local), hipercrômicas (excessivamente pigmentadas), hipocrômicas (caracterizadas por falta ou insuficiência de pigmentação) e hipertróficas (espessas, devido à maior produção de colágeno no local). Todas as cicatrizes podem ser atenuadas e até desaparecer com os novos tratamentos disponíveis. Vejamos a seguir os recursos utilizados pelo profissional de estética.

Peeling mecânico, microdermoabrasão, peeling de cristal o aparelho lança microcristais de óxido de alumínio, aspirando simultaneamente, e provoca uma esfoliação mecânica.

Peeling diamante provoca esfoliação mecânica. Melhora a hiperqueratinização e reduz a obstrução folicular. Após a aplicação, deve-se evitar o sol e usar protetor solar de fator mínimo (15 FPS), mas em veículo sem óleo.

Peeling combinado após a realização do peeling de cristal, aplica-se o ácido salicílico.

Quanto ao laser, ele destrói as bactérias por meio da emissão de um tipo especial de luz. O tratamento é rápido e o paciente não precisa ficar longe do sol, devendo, porém, usar sempre protetor solar.

Home Care

É essencial conscientizar os pacientes sobre a necessidade de se realizar o tratamento de acne e informá-los que receitas milagrosas não existem. Infelizmente, informações incorretas sobre higiene e dieta no caso da patologia acne são muito difundidas.

Para facilitar o tratamento de acne realizado pelo profissional de estética e ampliar a adesão ao tratamento por parte dos pacientes, há a necessidade de informar sobre a história natural da acne vulgar, explicando, por exemplo, sobre a fisiopatologia, os riscos e as sequelas da acne, além da eficácia e duração esperada do tratamento; deve-se salientar que o tratamento deve começar o mais precocemente possível.

O home care do paciente consiste na limpeza com água e sabonete líquido ou uso de loção desengordurante e levemente antisséptica. Essa conduta é de fácil execução e de muita importância. Concientizar o paciente de que a higiene da pele deve ser feita duas ou três vezes ao dia com sabonetes bactericidas é o primeiro passo. A lavagem facial com um agente antisséptico age para a diminuição da concentração de bactérias. Deve-se, porém, atentar para o fato de que lavar o rosto várias vezes ao dia não evita a acne e pode, inclusive, provocar o aumento da oleosidade da pele (efeito rebote).

A acne exige cuidados como higienização e uso de protetor solar diariamente. A regra básica é aplicar protetor solar *oil free* ou cm gel. O uso de protetor solar é excelente para prevenir o envelhe-

118 | Estética Facial Essencial

cimento precoce. Deve-se evitar passar a mão na face para não retirar o protetor solar. Se possível, evitar o sol. Além disso, o paciente deve ser informado de que a assiduidade, a adesão, a execução de técnica como home care e a continuidade fazem parte do sucesso do tratamento.

Quanto ao uso do peeling químico, o ácido de nível superficial, por exemplo, ácido salicílico/loção adstringente, combate a oleosidade excessiva da pele e escama levemente a epiderme; os sabonetes abrasivos à base de microesferas de polietileno, de caroços de frutas e sabonetes esfoliantes são excelentes para a manutenção após o tratamento da acne realizado pelo profissional de estética, que tem por objetivo evitar a formação de novos comedões.

A higiene adequada é uma das maneiras de se evitar a acne. O profissional de estética deve ser consultado logo que o paciente perceber o aumento excessivo da oleosidade e o aparecimento frequente de comedões. Deve-se evitar que a lesão atinja um quadro inflamatório que possa deixar cicatrizes; portando, uma lesão sólida como o comedão deve ser extraída antes que se transforme em uma lesão líquida (como a pústula).

Protocolo de Tratamento de Acne ■■■

Introdução

A patologia acne tem tratamento e é possível que ele seja realizado em cabines de estética. Os tratamentos da atualidade incluem o trabalho minucioso do profissional de estética e principalmente a assiduidade do paciente.

O profissional de estética deverá transmitir confiança, demonstrar domínio da técnica e entendimento científico, além de conhecimentos sobre a anatomia da pele e a fisiopatologia da acne.

Na realização do tratamento, devemos ser rigorosos quanto ao uso de todas as técnicas de biossegurança e de tratamento da acne, para a eliminação da comedogênese e da acnegênese.

A primeira medida é informar o paciente sobre a anatomia da pele e a fisiopatologia da acne. Ele também deve ser advertido no sentido de que não deve tentar romper as pústulas ou extrair os comedões, para que não provoque a ruptura do saco folicular que contém a secreção sebácea em excesso, pois o sebo pode se espalhar para estruturas adjacentes, comportando-se como corpo estranho; sendo assim, provocará uma reação inflamatória.

Deve-se encorajar o paciente no sentido de não abandonar ou interromper o tratamento, o que acarretaria a permanência da comedogênese e acnegênese.

Para tratar a acne, deve-se extrair comedões, fazer rupturas de pústulas e cauterizá-las. No esquema terapêutico do profissional de estética para o tratamento da acne, o objetivo primordial é tratar as lesões presentes, focando na prevenção contra a inflamação.

Ao focar na extração de comedões, previnem-se as lesões acneicas inflamatórias e obtém-se sucesso no tratamento sem recorrer ao uso de medicamentos. Por isso se deve realizar a extração de comedões fechados e abertos a fim de prevenir o processo inflamatório. Lembre-se de que o comedão já é um tipo de acne não inflamatória. Já vimos que se trata de uma lesão sólida, com sebo obstruído, presença de bactéria e que inicia a acne grau II ou de graus ainda mais severos.

Quando termina o processo inflamatório, a prevenção contra a formação de comedões é feita com o uso de peeling, que produz descamação e evita a formação de tampões córneos. O peeling é muito importante no processo final do tratamento de acne, de reepitelização da epiderme, com o objetivo de escamar a pele e melhorar a drenagem da glândula sebácea, para que o comedão não se forme. Não é interessante o uso de ácidos, esfoliação mecânica (peeling de cristal ou diamante), esfoliação com buchas e massagem manual facial em pele acneica, pois aumentarão o eritema local e a disseminação de bactéria. A pele acneica é uma pele eritematosa. Deve-se priorizar o bem-estar do paciente, minimizando o eritema local. Ele deve sair da sala de estética melhor do que entrou, e em cada sessão.

O profissional de estética e o dermatologista, ao realizar um trabalho multidisciplinar, contribuirão para o tratamento mais eficaz e rápido da patologia. A terapêutica administrada pelo dermatologista tem a função de inibir a reação inflamatória, controlar a infecção por bactéria e desobstruir os folículos. São utilizados frequentemente antibióticos, anti-inflamatórios tópicos, peelings químicos e pomadas contendo ácidos. Deve-se ter em mente que as acnes de graus III e IV devem ser tratadas pelo médico com antibióticos, que matam a bactéria, ajudando a diminuir o quadro de infecção. É possível também usar o antibiótico topicamente, em forma de loção ou gel. A isotretinoína, derivada da vitamina A, cuja cura chega a 80% dos casos clínicos de acne severa, pode ser administrada por via oral; trata-se de uma substância potente que atrofia as glândulas sebáceas e inibe a produção de sebo. Como a droga tem efeitos colaterais sérios — um deles é provocar anomalias congênitas em fetos —, seu uso por via oral é controlado e exige acompanhamento médico.

Cabe ressaltar que nenhuma técnica isolada é suficiente para o tratamento de acne vulgar. Um tratamento global e integral com parceria do profissional de estética e do dermatologista garante resultados satisfatórios.

Etapas do Tratamento da Acne

A frequência do tratamento de pele acneica é de uma ou duas sessões por semana inicialmente e depois uma vez ao mês, para prevenir a inflamação.

Atendimento Básico em Cabine para o Esteticista

1. Higienizar (1 minuto).
2. Fazer a anamnese (5 minutos).
3. Tonificar com loção antisséptica (1 minuto).
4. Aplicar emoliência, vapor de ozônio ou infravermelho (10 minutos).
5. Realizar extração (tempo máximo de 15 minutos).
6. Aplicar loção calmante (10 minutos).
7. Cauterizar as lesões (pápulas e pústulas).
8. Aplicar alta frequência (2 minutos).
9. Proceder à desincrustação (2 ou 3 minutos).
10. Ionização/Iontoforese/Ionoforese (2 minutos, com ionto específico para o controle da acne).

11. Aplicar máscara calmante no local do eritema; na região sã da cútis, aplicar máscara nutritiva. Nas pústulas, aplicar a máscara cicatrizante ou secativa. O tempo de aplicação da máscara é de 15 minutos. É contraindicada massagem manual facial em pele acneica.

12. Aplicar protetor solar.

Passo a Passo da Técnica de Tratamento da Acne Vulgar

O tratamento realizado pelo profissional de estética é local e não medicamentoso.

OBSERVAÇÃO

Todo tratamento de acne deve ser feito com a conscientização do paciente, pois sua ajuda definirá a qualidade e o resultado do tratamento.

passo A passo

passo 1 Higienizar

A função da higienização da pele é remover crostas, exsudato, impurezas ou detritos com a utilização da água e sabonete. Fazendo uso do sabonete, ocorre a saponificação, uma limpeza superficial da pele.

Aplica-se o sabonete com os dedos, em movimentos circulares, e retira-se com algodão embebido em água. Deve-se deslizar o algodão no sentido de baixo para cima. Na região da asa do nariz, realizar movimentos circulares.

A higienização da face é realizada com movimentos e toques suaves, sem fricção e sem provocar irritação, no sentido de não aumentar o eritema local.

passo 2 Fazer a Anamnese

Analisar a pele. Preencher a ficha de anamnese. Utilizar lupa, luva, máscara ou respirador e luz apropriada para a avaliação.

passo 3 Tonificar com Loção Antisséptica

A tonificação complementa a limpeza, equilibra o pH e retira os últimos vestígios de impurezas da pele.

passo 4 Aplicar Emoliência, Vapor de Ozônio ou Infravermelho

Deve-se aplicar na face o creme amolecedor de comedões ou umedecer algodões com loção emoliente de trietanolamina. O profissional deverá escolher o creme ou a loção, sendo que a loção de trietanolamina provoca alergia em alguns pacientes; portanto, deve-se fazer um teste de contato antes de aplicar a loção. A loção ou o creme atua como emoliente, amolecendo a camada superficial da epiderme (córnea).

Vapor de Ozônio

O vapor de ozônio facilita o esvaziamento de pústulas, as extrações de milia e principalmente dos comedões oxidados e brancos.

O uso do vapor de ozônio está detalhado no Capítulo 13, que trata do protocolo de higienização profunda da pele.

Infravermelho

O infravermelho é considerado uma técnica de modalidade de aquecimento superficial. Para a pele acneica, é o mais indicado.

A radiação infravermelha (RIV) é empregada no tratamento de acne para o alívio da dor causada pela inflamação e também para facilitar a retirada do comedão por meio da dilatação dos óstios foliculares, além de reparar lesões e distúrbios da pele.

Segundo Clayton, as radiações infravermelhas situam-se dentro da porção do espectro eletromagnético que gera calor ao ocorrer absorção pela matéria. As radiações caracterizam-se por comprimentos de ondas entre 0,78 µm e 1000 µm, estando em um nicho do espectro entre as micro-ondas e a luz visível. As fontes luminosas visíveis ou a radiação ultravioleta também emitem infravermelho.

Ainda segundo Clayton, a Comissão Internacional de Iluminação (CIE) descreve a radiação infravermelha em termos de três faixas biologicamente significativas, que diferem no grau em que são absorvidas pelos tecidos e, portanto, no seu efeito sobre os tecidos.

- IR: A - valores espectrais de 0,78 µm – 1,4 µm
- IR: B - valores espectrais de 1,4 µm – 3,0 µm
- IR: C - valores espectrais de 3,0 µm – 1,0 mm

Em estética, os comprimentos de onda estão entre 0,7 µm e 1,5 µm, estando, por-

tanto, concentrados na faixa IR A. Jacques e colaboradores (1995) observaram as características de reflexão da pele humana, verificando que a reflexibilidade máxima ocorre em um comprimento de onda da RIV entre 0,7 µm e 1,2 µm, que é a faixa de muitas lâmpadas terapêuticas, e que 50% das radiações com um comprimento de onda de 1,2 µm penetram até uma profundidade de 0,8 mm, permitindo a interação com capilares e terminações nervosas.

Segundo Clayton, a radiação do infravermelho longo penetra muito pouco, aproximadamente 2 mm. A radiação do infravermelho curto penetra muito mais que o infravermelho longo, ou seja, tem mais poder de penetração, de até 3 mm (IV curto). A penetração de energia decresce exponencialmente com a profundidade, e praticamente todo o calor decorrente da RIV ocorrerá superficialmente. A radiação infravermelha é produzida como um resultado de movimentos moleculares no interior de materiais aquecidos. Um aumento na temperatura acima do zero absoluto resulta na vibração ou rotação de moléculas no interior da matéria, o que leva à emissão de radiação infravermelha. Assim, todos os corpos e materiais quentes emitem RIV, embora em graus diferentes.

As radiações infravermelhas podem ser refletidas, absorvidas, transmitidas, refratadas e difratadas pela matéria. Todos esses parâmetros são importantes, por ocasião da mensuração das RIVs, mas a reflexão e absorção são de maior significado biológico e clínico, ao serem considerados os efeitos das RIVs nos tecidos do paciente. Esses efeitos vão moderar a penetração da energia nos tecidos, afetando as alterações biológicas que podem ocorrer nos tecidos.

As fontes de radiação infravermelha podem ser artificiais ou naturais (por exemplo, o sol, fonte natural, que emite vastas quantidades de energia radiante). A maior fonte de radiação infravermelha é o sol, mas qualquer corpo aquecido emite radiação infravermelha.

As fontes artificiais são utilizadas pelos esteticistas nos procedimentos profissionais e podem ser divididas em geradores luminosos ou não luminosos.

Segundo Clayton, o método mais comum de produção de RIV consiste em passar uma corrente por meio de um fio metálico espiralado. Os geradores luminosos (que também podem ser denominados aquecedores radiantes) constituem-se de um filamento de tungstênio no interior de um bulbo de vidro que contém um gás inerte sob baixa pressão. Esses geradores emitem radiações infravermelhas e visíveis, apresentando um pico de comprimento de onda de 1 μm. Filtros podem ser utilizados na limitação da emissão a determinadas faixas de onda (por exemplo, como ocorre quando um filtro vermelho é empregado na filtração das ondas luminosas das faixas do azul e verde).

Hardy (1956) demonstrou que os comprimentos de onda curtos são espalhados mais intensamente que os comprimentos de ondas longos e que as diferenças são minimizadas à medida que aumenta a espessura da pele. A pele é um órgão complexo e suas características de reflexão e absorção não são uniformes; elas dependem de diversos fatores, como a espessura da camada córnea, pois já foi estabelecido que a maior parte da resistência da pele ocorre por meio da camada córnea e também da irrigação sanguínea entre outros.

Em estética, o infravermelho tem maior poder de penetração e é usado sob a forma de calor superficial por conversão (até 3 mm) e 1 cm por condução. A radiação do eletromagneto incide na pele e ocorre um grande impacto com as moléculas, que se chocam realizando um aumento de movimento (energia cinética). O efeito de aumento de movimento das moléculas produz o aquecimento do meio absorvente nos tecidos, que poderá atingir no mínimo 3 milímetros e no máximo 1 centímetro, produzindo puramente calor, efeito térmico muito benéfico para o auxílio no tratamento da acne.

Os efeitos fisiológicos são diversos: aumento do fluxo sanguíneo, vasodilatação, aumento da leucocitose, aumento da fagocitose, aumento do metabolismo e aceleração da regeneração.

O calor produzido pelo IV não se reflete nos tecidos mais profundos do corpo (por exemplo, no tecido muscular) e também não há alteração na temperatura central do corpo ou na pressão sanguínea, mesmo quando todo um lado do corpo fica exposto a uma fonte de RIV.

Indicações da Radiação Infravermelha

- Redução da dor local.
- Aumento da permeabilidade capilar superficial.
- Relaxamento dos músculos faciais.
- Aumento da sudorese (suor).
- Vasodilatação cutânea (óstios foliculares) para facilitar a extração.
- Auxílio na aceleração de processos de regeneração (cicatrização).
- Melhora da circulação e aumento do fluxo sanguíneo (superficial) na circulação cutânea.
- Redução de edema local.
- Aumento das células de defesa, como migração de leucócitos por meio da parede dos vasos na região aquecida.
- A elevação da temperatura resultará em um aumento das atividades metabólicas nos tecidos superficiais, devido ao efeito direto do calor superficial.
- Efeito direto sobre as paredes vasculares, o que estimula a vasodilatação.
- Retardo do crescimento bacteriano.

Capítulo 13 ▪ Acne | 123

- As principais indicações do infravermelho na estética corporal são para a PEFE (paniculopatia edemato-fibro-esclerótica), conhecida vulgarmente por "celulite".
- Em estética, a radiação infravermelha é utilizada no tratamento de alopécias.

Contraindicações

- Sensibilidade térmica (urticária produzida pelo contato com o calor).
- Pacientes portadores de doença cardiovascular avançada.
- Área da face comprometida com queimadura.
- Tecido cicatricial ou desvitalizado pelo tratamento profundo com raios-x ou outras radiações ionizantes.
- Tecido maligno na pele (embora ocasionalmente esse tipo de tecido possa ser tratado com radiação infravermelha).
- Pacientes sofrendo de enfermidade febril aguda ou estado febril.
- Algumas afecções cutâneas agudas (como a dermatite ou o eczema).
- Testículos.

Efeitos Fisiológicos Causados pelo Infravermelho

Entre os efeitos fisiológicos provocados pelo infravermelho, citamos: aumento do metabolismo (segundo Want Hof, 1°C a mais no organismo pode representar 10% de aumento no metabolismo); aumento da demanda de oxigênio; maior eliminação dos catabólitos; aumento da defesa; auxílio para a regeneração; aceleração do processo metabólico.

O infravermelho produz vasodilatação: aumenta o calibre do vaso e o o fluxo sanguíneo e diminui a viscosidade do sangue, levando à diminuição da pressão interna dos vasos. Além disso, aumenta o trabalho das glândulas sudoríparas para a eliminação da maior quantidade de catabólitos na região da aplicação.

Precauções

O procedimento não deverá exceder mais de 10 minutos de aplicação, a fim de evitar queimadura facial. Deve-se ter cuidado com queimadura, excesso de sudorese e lesões oculares (predispõe a catarata). Deve-se também ter precaução no uso de RIV na face; os olhos devem estar protegidos, de modo a evitar o ressecamento de sua superfície.

Aplicação

Acomodar o paciente em posição confortável na maca. Regular a altura desejada do infravermelho, na região a ser tratada.

Na aplicação na face, deve-se proceder com a utilização de um chumaço de algodão umedecido com água, na região ocular. A fonte de radiação, a lâmpada, é posicionada de tal modo que seja possível as radiações atingirem a pele em ângulo reto, o que facilita a absorção máxima de energia para a pele.

O tempo de utilização do IV no tratamento de acne é de 10 minutos (no máximo). A distância entre o IV e a face situa-se aproximadamente em 50 cm a 75 cm.

passo 5 Extrações

Fazer a retirada do creme amolecedor de comedão com o auxílio de algodão ou fazer a retirada dos algodões umedecidos com loção emoliente de trietanolamina, de acordo com a necessidade de extração local.

Com dois chumaços de algodão umedecidos com água, envolvidos nos dedos indicadores, o profissional trabalhará para a extração de comedões e também para esvaziar a pústula.

Uma precaução importante: não se deve deixar a agulha exposta, mas sim em um algodão com antisséptico. Após o uso, despejar no coletor descartável para evitar contágio. Após o esvaziamento da pústula, utilizar algodão embebido em uma loção antisséptica.

É de grande importância no tratamento da acne realizar extrações de comedões fechados e abertos e o esvaziamento de pústulas.

passo 6 Aplicar Loção Calmante

Aplicar a máscara calmante deixando agir por 10 minutos; depois, retirar a máscara com algodão umedecido com água.

passo 7 Cauterizar as Lesões: Pápulas e Pústulas

Com o aparelho de alta frequência, utiliza-se o eletrodo de vidro cauterizador para fechar as pústulas que foram esvaziadas no momento da extração.

O eletrodo de vidro produz descarga elétrica ao entrar em contato com a pele, o que auxilia no processo de fechar a lesão acneica. Também é indicado cauterizar lesões como as pápulas, contribuindo para a diminuição da inflamação, diminuindo a dor, o edema, e prevenindo a formação pápulo-pustulosa, ou seja, inibindo a formação de pústulas.

passo 8 Aplicar Alta Frequência

Em estética, as aplicações feitas com a alta frequência são locais, agindo-se com apenas um eletrodo que se fixa ao manípulo de alta frequência sobre o paciente a ser tratado. O aparelho consiste em uma bobina ou manípulo de alta frequência com diversos eletrodos e tubos de vidro contendo gazes ionizáveis (exemplo: argônio, xenônio e neônio). Para as diversas aplicações de alta frequência, utilizam-se eletrodos formados por tubos de vidro de formas variáveis que se adaptam às diferentes regiões corporais nas quais serão aplicados. O tempo de duração da técnica será de 2 minutos.

O uso da alta frequência está detalhado no Capítulo 13, que trata do protocolo de higienização profunda da pele.

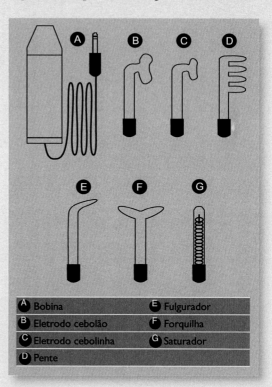

A Bobina
B Eletrodo cebolão
C Eletrodo cebolinha
D Pente
E Fulgurador
F Forquilha
G Saturador

passo 9 Proceder à Desincrustação

O desincruste é um procedimento realizado com o auxílio de um aparelho construído para gerar corrente contínua ou galvânica.

Tipos de Loções Desincrustantes

a) Salicilato de sódio — polaridade negativa (−)

b) Lauril sulfato de sódio — polaridade negativa (−)

   (Esses dois detergentes possuem polaridades iguais e podem estar presentes ao mesmo tempo no produto).

c) Carbonato de sódio — polaridade positiva (+)

passo 10 Ionização/Iontoforese/Ionoforese

A iontoforese é um método muito eficaz de administração pela pele, com o uso de corrente contínua e com o propósito específico de inibir a produção do sebo por meio de ionto adstringente ou azeloglicina. O uso e a aplicação da ionização está detalhado no Capítulo 13, que trata do protocolo de higienização profunda da pele.

passo 11 Aplicar Máscara Calmante

Na pele acneica, nas regiões de esvaziamento de pústula, utiliza-se máscara secativa; nas regiões hiperêmicas, usa-se máscara calmante; nas regiões sem lesões, máscara de frutas ou máscara adstringente.

A aplicação da máscara calmante tem a função de diminuir a hiperemia local, agir como descongestionante, ser anti-irritativa, contribuindo, assim, para acalmar a pele.

Outro recurso que poderá ser usado é a máscara calmante com a máscara hidroplástica caseira, cuja base é o alginato. A máscara calmante como função anti-hiperêmica; a máscara hidroplástica, como oclusiva, para ocluir a máscara calmante.

A utilização de água gelada tem função de vasoconstrição e diminui o eritema local. Deve-se umedecer os algodões ou papel toalha com água gelada para acalmar a pele. Espalhar a máscara com o uso de luva ou espátula e nunca utilizar pincel. Pode-se também utilizar um recurso crioterápico (o *beauty gloss*), esferas de vidro contendo gel, previamente armazenadas no congelador e que também têm a função de diminuir o eritema local.

passo 12 Aplicar Protetor Solar

Aplicar o protetor solar específico para a pele acneica.

CAPÍTULO 14

Revitalização Facial

▶ Priscila C. Dal Gobbo

Introdução

A prática de tratamentos de revitalização facial cresceu muito nos últimos anos. A procura por tratamentos milagrosos para a revitalização facial e a divulgação desses tratamentos ditos seguros, rápidos e fáceis na mídia, com anúncios totalmente distorcidos e sensacionalistas, fazem com que os pacientes cheguem aos consultórios dos profissionais de estética com expectativas irreais, falsas, e promessas de que os cosméticos irão, em poucos dias, "retirar as rugas, as manchas e rejuvenescer a pele". Há muito interesse financeiro por parte dos laboratórios envolvidos em divulgações errôneas sobre os cosméticos de linha não profissionais.

Cabe ao profissional de estética orientar seu paciente de forma ética e com responsabilidade, informando-se sobre estudos científicos realizados e matérias básicas como anatomia, fisiologia, histologia, além de se inteirar sobre as técnicas empregadas no tratamento e qual é a função dos diversos cosméticos para home care.

128 | Estética Facial Essencial

O envelhecimento orgânico precoce é uma constante preocupação do ser humano, uma vez que provoca diversas alterações fisiológicas no organismo.

Entre as modificações, podemos citar: a redução da circulação venolinfática com reflexos no transporte de nutrientes e oxigênio; a diminuição do processo de eliminação dos excretos celulares teciduais; as alterações do tecido muscular que acabam levando a atrofias dos múscu- los por falta de exercícios físicos; as alterações do metabolismo que podem surgir de maus hábitos alimentares; o tipo de profissão ou até mesmo os hábitos adquiridos ao longo da vida; o aparecimento de sulcos ou linhas de expressão (rugas dinâmicas) decorrentes de movimentos repetitivos dos músculos da expressão facial; a exacerbação muscular que promove a fadiga das estruturas da pele em decorrência da repetição de movimentos faciais ou mímicas faciais. In- fluências do meio ambiente — como exposição aos raios solares, à poluição, ao vento ou ao frio excessivo — podem levar o organismo ao envelhecimento precoce.

Na terceira idade, a estrutura da pele e o metabolismo se modificam. A pele sofre involu- ção cutânea, observa-se redução da elasticidade, diminuição no número dos fibroblastos, além de desorganização da síntese do colágeno e das fibras elásticas. A pele sofre mudança na colo- ração, tornando-se pálida; assim, o aspecto viçoso da cútis é reduzido em consequência da di- minuição da atividade das glândulas sudoríparas e sebáceas. Nos sistemas circulatório e linfático, há um retardo no processo de drenagem venolinfática, com a formação de telangiectasias.

É necessário, então, que sejam utilizadas terapias apropriadas para a revitalização cutânea. Dessa forma — com o objetivo de ativar a produção de fibras colágenas e elásticas pelos fibro- blastos, melhorar a circulação sanguínea e tonificar a musculatura —, podem ser utilizados equipamentos que realizam ionização, eletroestimulação muscular, microcorrente ou bioesti- mulação (com esferas, com agulhas ou com caneta ionizadora) e vacuoterapia. Além disso, a massagem manual facial e as máscaras específicas para cada tipo de pele contribuem para me- lhorar a aparência facial.

O tratamento de revitalização facial — denominado genericamente tratamento de envelhe- cimento facial ou rejuvenescimento facial — envolve diversas técnicas para melhorar o tecido cutâneo — por exemplo: peelings químicos, vacuoterapia, eletroestimulação facial, massagem facial, microcorrente, desincruste, ionização, eletrolifting ou galvanopuntura, vapor de ozônio, alta frequência, máscaras específicas, peelings mecânicos, produtos esfoliativos ou até mesmo com aparelhos de microdermoabrasão (aplicação de peeling de cristal ou de diamante).

Processo de Envelhecimento

Os fenômenos fisiológicos do envelhecimento são irreversíveis e universais — portanto, não há meios de inverter as alterações fisiológicas de nosso corpo. Desde o nascimento a pele está submetida a esse processo biológico.

As células desempenham inúmeras funções e devem manter a membrana plasmática como uma barreira entre os meios externo e interno, além de armazenar informações do DNA do núcleo e também manter a estrutura e as funções das diferentes organelas intracelulares. As células sofrem muito estresse em decorrência de alterações em seus meios interno e externo, sendo necessário que sejam capazes de se adaptar a esses estresses.

Umas das respostas do estresse no interior das células é a atrofia; existem inúmeras etiologias — redução da demanda funcional, redução da circulação sanguínea, interrupção de sinais tróficos, como ocorre na redução de nível hormonal, e o envelhecimento propriamente dito — que levam a diversas atrofias que fazem parte do processo natural de envelhecimento.

Segundo Rubin, o processo de envelhecimento biológico se dá pelo ciclo de vida humano (cerca de 100 anos) e não é alterado significativamente por um ambiente protegido. As alterações funcionais e estruturais acompanham o envelhecimento. Essas alterações são evidenciadas por decréscimo na velocidade de condução nervosa e na redução geral da vitalidade.

Evidências a partir de diversos estudos científicos apoiam a noção de que uma associação de fatores ambientais e genéticos contribui para o envelhecimento.

Protocolo de Revitalização Facial

Atendimento Básico em Cabine

1. Higienizar (2 minutos)
2. Fazer a anamnese (3 minutos)
3. Tonificar (1 minuto)
4. Proceder ao peeling (se necessário)
5. Aplicar vapor de ozônio (10 minutos) ou utilizar toalha quente
6. Realizar alta frequência (2 ou 3 minutos)
7. Proceder à desincrustação (3 minutos)
8. Proceder à ionização (de 2 a 3 minutos)

> **OBSERVAÇÃO**
>
> Até este ponto as condutas são sempre iguais e realizadas em série.

Condutas a Serem Escolhidas pelo Profissional Esteticista

Após a técnica de ionização, cabe ao profissional de estética escolher, entre as seguintes técnicas, a mais adequada para o tipo de pele do paciente: microcorrente com esferas; microcorrente com agulha (eletrolifting ou galvanopuntura); microiontoforese com caneta (caneta ionizadora); vacuoterapia; microiontoforese de rolinho; massagem facial; estimulação muscular facial.

Após realizar o procedimento, utilizaremos também máscaras específicas para pele e protetor solar (FPS 15).

> **OBSERVAÇÃO IMPORTANTE**
>
> Todo tratamento deve ser acompanhado de indicação, para que o paciente continue oferecendo ajuda diária à pele, ou seja, realizando o home care.

130 | Estética Facial Essencial

Protocolo Voltado ao Tratamento Específico da Pele na Revitalização

Aplicar os procedidmentos básicos em cabine e a seguir os passos abaixo:

1. Microiontoforese ou bioestimulação (procedimento conhecido como microcorrente ou caneta ionizadora) ou microcorrente com esferas ou rolinho
2. Eletrolifting ou galvanopuntura (microcorrente com agulha). Após a técnica de eletrolifting, não utilizar outras técnicas
3. Endermologia
4. Eletroestimulação muscular
5. Massagem facial manual
6. Máscara específica para pele
7. Protetor solar

passo A passo

passo 1 Higienizar

passo 2 Fazer a Anamnese

passo 3 Tonificar

! OBSERVAÇÃO

A higienização, a anamnese e a tonificação estão detalhadas no Capítulo 13, que trata do protocolo de higienização profunda da pele.

passo 4 Peeling

O peeling superficial promove a renovação celular; a vantagem de se esfoliar a pele na revitalização é afinar a camada superficial da pele e facilitar a futura penetração de princípio ativo por meio das técnicas de iontoforese ou microcorrente.

passo 5 Vapor de Ozônio

Trata-se de uma técnica desenvolvida para auxiliar a assepsia da cútis, tornando o trabalho do profissional de estética mais eficaz. Promove emoliência da camada córnea devido à elevação da temperatura local e à vasodilatação periférica, o que provoca hiperemia. Na revitalização, a principal função do vapor de ozônio é umidificar os corneócitos para facilitar a penetração de princípios ativos.

Caso o profissional de estética não tenha disponível o aparelho de vapor de ozônio, poderá utilizar uma alternativa simples: uma toalha umedecida com água morna pode ser colocada no rosto do paciente.

Uma observação importante: o vapor sozinho não faz emoliência; é necessário utilizar um emoliente.

A função do vapor de ozônio está detalhada no Capítulo 13, que trata do protocolo de higienização profunda da pele.

Aplicação

Para a aplicação, o paciente deve se posicionar em decúbito dorsal (DD). O profissional deverá colocar algodões umedecidos com loção emoliente ou espalhar o creme amolecedor sobre a pele.

Deve-se proteger a região ocular, a fim de prevenir acidentes como respingos de água quente. O paciente deve inclinar lateralmente a face (na direção do vapor). Utilizar o vapor com ozônio por 10 minutos.

passo 6 Alta Frequência

A alta frequência e os tipos de eletrodos estão detalhados no Capítulo 13, que trata do protocolo de higienização profunda da pele.

As aplicações diretas sem afastamento são indicadas para assepsia. A escolha do eletrodo de forma ovalada (denominados standard), do eletrodo cebolinha ou do eletrodo rolinho aplica-se de forma direta sem afastamento: o eletrodo é colocado diretamente na pele, em movimentos diversos, deslizando-o sobre o local a ser tratado.

A aplicação indireta sem afastamento é indicada para a pele desvitalizada, no tratamento de revitalização facial. O eletrodo "saturador" é utilizado na pele pálida e desvitalizada. O paciente, em decúbito dorsal, deverá segurar a bobina (o manípulo) com uma mão e o eletrodo saturador com a outra. A mão do profissional, ao entrar em contato com o corpo do paciente (pele da face), agirá como eletrodos sobre a região a ser tratada, direcionando a corrente e promovendo a descarga elétrica que irá acontecer nos dedos do profissional (parte distal), contribuindo para a estimulação da pele desvitalizada. Podem ser realizados movimentos como pinçamento, tamborilamento, palmadinhas, passando suavemente os dedos sobre a face.

A segunda técnica indireta ocorre com a utilização do eletrodo mãozinha que, por sua vez, também produzirá descarga elétrica por afastamento graças a sua forma oval, com acidentes em suas extremidades. Aumenta a circulação, ativa o metabolismo celular e promove efeitos importantes quando se pretende aproveitar a técnica nos tratamentos de revitalização cutânea com o objetivo de estimulação local.

passo 7 Desincruste

A desincrustação está detalhada no Capítulo 13, que trata do protocolo de higienização profunda da pele.

passo 8 Ionização (método também conhecido como iontoforese ou ionoforese)

Geralmente os produtos utilizados para a ionização são à base de ionto de ureia, ionto de colágeno, ionto de elastina, ionto de extrato placentário, vitamina C, ionto de algas marinhas, ionto de oligoelementos, sendo todos produtos unipolares. O ionto eletrolítico é um produto bipolar e não há necessidade de inversão de polaridade.

A técnica de ionização é indicada na revitalização para tratamentos preventivos de envelhecimento ou involução cutânea ou mesmo para atenuar sinais de envelhecimento. A revitalização é indicada para pacientes acima de 25 anos de idade.

O procedimento da ionização está detalhado no Capítulo 13, que trata do protocolo de higienização profunda da pele.

passo 9 Microcorrente

A microcorrente pode ser realizada de três maneiras: com eletrodo esfera, com eletrodo caneta ionizadora e com rolinho. O método também é conhecido como microiontoforese ou bioestimulação na revitalização facial.

A microcorrente é um tipo de corrente elétrica galvânica, modificada [modulada em tipos de ondas com valores de frequência e com amperagem medida em milionésimos de ampere (mA)], que se diferencia das demais pelas suas características básicas de intensidade e frequência; portanto, a microcorrente se dá na intensidade compreendida entre 10 a 600 microamperes e a frequência de 0,3 a 600 Hertz.

Microionoforese significa "abrir passagem para ionizar"; bioestimulação vem de "bio" (vida) e de "estimulação", para estimular o metabolismo.

O profissional deverá ter cuidado ao realizar a técnica para que não produza sebo (a produção sebácea não deve ser aumentada) em peles lipídicas e mistas, o que pode favorecer o surgimento da acne do tipo grau I, que é a formação do comedão. Quando se aplica a técnica de microcorrente, ocorre a bioestimulação.

A microcorrente tem como objetivo atuar no nível celular e de microestruturas, produzindo microcirculação da pele; ela não atua nos tecidos mais profundos (por exemplo, músculos e órgãos). A técnica é incapaz de ativar as fibras nervosas sensoriais subcutâneas, portanto, não gera contração muscular.

A microcorrente é utilizada no tratamento de revitalização cutânea. É indicada para peles desvitalizadas e sem viço, além de melhorar a flacidez da pele e auxiliar no tratamento de seios.

O tratamento de revitalização, com a utilização da microcorrente, é um recurso que proporciona diversos benefícios para a pele.

Embora a melhora não seja definitiva, a persistência no tratamento leva a resultados benéficos e mais duradouros, pois o efeito da corrente não cessa após a aplicação. Infelizmente, os resultados não são permanentes, pois o envelhecimento não cessa e continua a incidir sobre o organismo.

O efeito fisiológico baseia-se no estímulo da microcirculação cutânea e, consequentemente, melhora a oxigenação e a nutrição do tecido. Há uma estimulação dos fibroblastos para auxiliar a produção de colágeno em melhor quantidade e qualidade.

Na prática da revitalização, é muito popular utilizar o termo eletrolifting (levantamento), mas a microcorrente está associada a diversas técnicas com eletrodos diferentes: eletrodo esfera, eletrodo caneta ionizadora e eletrodo rolinho.

A microcorrente com eletrodo esfera, rolinho e caneta ionizadora oferece a penetração de iontos, ao passo que a microcorrente de agulha (eletrodo caneta acoplado com a agulha), conhecida como galvanopuntura ou eletrolifting, é desenvolvida com o uso de agulha e não com iontos.

Alguns dos primeiros trabalhos científicos publicados datam de 1982 e descrevem os benefícios obtidos pela técnica de microcorrente com eletrodos caneta e esferas, pelo fato de haver um incremento muito significativo no aumento da vascularização e trocas metabólicas que externamente se traduz em saúde e beleza da pele. O objetivo da técnica é promover a revitalização cutânea, melhorando o viço, o brilho da pele e o incremento de penetração de iontos.

Microcorrente com Eletrodos Esferas

A microcorrente com eletrodos esferas (duas esferas metálicas) é um procedimento não invasivo indolor. O paciente não sente desconforto, é de fácil aplicabilidade e com excelentes resultados já nas primeiras sessões. O profissional deverá "molhar" os eletrodos no ionto ou aplicar o ionto na pele (espalhando o ionto na face) e depois ligar o aparelho.

Deve-se iniciar com intensidade baixa e aumentar gradativamente. A aplicação dos eletrodos esferas deve ser feita no sentido da anatomia da face, de baixo para cima. Tomar cuidado para não deixar que os dois eletrodos se choquem um no outro; eles devem encostar juntos e simultaneamente na pele.

A microcorrente é realizada com dois eletrodos esferas ou porta-cotonetes, em conjunto com a solução aquosa (o ionto). Assim, os dois eletrodos esferas produzem uma ionização com o princípio ativo específico para a pele do paciente. A técnica de microcorrente poderá ser associada com produtos cosméticos ionizáveis e com princípios ativos como colágeno, elastina, ureia, entre outros.

A técnica requer que o profissional possua conhecimento básico de anatomia do local a ser tratado. A duração das sessões varia de acordo com a necessidade da cútis do paciente; também requer assiduidade por parte do paciente durante as sessões.

A aplicação da técnica de microcorrente com eletrodos esferas, em combinação com produtos ionizáveis, realça ainda mais os resultados, obtendo-se diminuição da flacidez da pele. Na técnica, quanto maior a frequência, menor a profundidade; quanto menor a frequência, maior a profundidade.

A frequência (F) determina a profundidade de penetração do ionto; assim, cabe ao profissional fazer um exame cutâneo para avaliar essa variante do aparelho. Tomemos como exemplo alguns aparelhos que apresentam de 075 até 600 de frequência. Como já mencionamos, entende-se que quanto menor a frequência maior será a profundidade e quanto maior a frequência menor a profundidade. Ou seja: de 075 até 400, para "pele espessa"; de 450 até 600, para "pele fina".

Vejamos outro exemplo: para uma pele extremamente "fina" de uma senhora que apresenta escoriação na face deve-se utilizar frequência de 500 a 600. Em uma "pele fina" poderá ser de 400 ou até 500, dependendo da faixa etária e do tipo de pele do paciente. Na verdade, deve-se sempre ler o manual de instrução para saber qual valor da frequência o aparelho oferece.

Nos casos citados, o aparelho oferece tratamento facial e corporal, pois se pode modificar a frequência sempre em prol do tratamento do paciente.

Alguns aparelhos apresentam uma frequência já determinada e não se pode modificá-la; não se deve jamais trabalhar diminuindo a intensidade, porque intensidade (I = Força) é diferente de frequência. Se a força for diminuída, compromete-se a eficácia do tratamento.

Microcorrente com Eletrodo Caneta ou Caneta Ionizadora

A microcorrente com eletrodo caneta (caneta ionizadora) é um método de fácil execução, um procedimento não invasivo. O paciente sente certo desconforto, sendo necessário aumentar a intensidade gradativamente.

Esse método é excelente para tratamento de sulcos; utiliza-se o eletrodo caneta (sem agulha), que é um tipo de eletrodo especial com a haste de ferro fina.

A aplicação da técnica com eletrodo caneta se dá com a utilização do ionto. O profissional deverá molhar o eletrodo caneta no ionto desejado e ligar o aparelho. Deve-se testar a sensibilidade do paciente e passar lentamente sobre o sulco, em movimentos de ida e volta. Repetir oito movimentos de vai e vem em cada sulco, até causar hiperemia local. Trabalhar o sulco individualmente.

O procedimento técnico consiste na estimulação dos sulcos de forma individual até que seja obtida hiperemia e edema em todo o trajeto.

A técnica é realizada com um eletrodo ativo tipo caneta, especial para trabalhar no sentido do sulco. O eletrodo passivo é do tipo placa, com eletrodo borracha e eletrodo esponja, se necessário. Pelo fato de os eletrodos possuírem tamanhos diferentes, o menor, o eletrodo caneta, apresenta maior concentração de corrente.

Microcorrente com Eletrodo Rolinho

A microcorrente com eletrodo rolinho (ativo) é um método indolor e um procedimento não invasivo. O rolinho possui acidentes em suas extremidades e tem forma retangular e ovoide.

O paciente não sente desconforto, é de fácil aplicabilidade e são observados excelentes resultados já nas primeiras sessões. O profissional deverá aplicar o ionto na pele (espalhando-o na face) e ligar o aparelho. Iniciar com intensidade baixa e ir aumentando gradativamente. Fazer a aplicação do eletrodo no sentido de baixo para cima, movimentando o rolinho ininterruptamente.

A técnica é realizada com um eletrodo ativo tipo rolinho (especial para trabalhar as regiões da face). O eletrodo passivo é do tipo placa, com eletrodo borracha e eletrodo esponja, se necessário.

Essa técnica tem a função de aumentar a circulação e ativar o metabolismo celular nos tratamentos de revitalização cutânea.

passo 10 Eletrolifting ou Galvanopuntura. Microcorrente com Eletrodo Agulha

A microcorrente com eletrodo agulha é uma técnica de galvanopuntura ou eletrolifting. A agulha é acoplada a um eletrodo especial que possui uma regulagem para ajustar-se a essa agulha.

O Capítulo 16 trata da galvanopuntura, método único ao qual não se podem adicionar outras técnicas de revitalização devido ao processo inflamatório ocasionado pela agulha fina.

passo 11 Vacuoterapia

Trata-se de uma técnica confortável, segura, indolor e não invasiva.

Os equipamentos desenvolvidos para a aplicação do vácuo dispõem de reguladores precisos e confiáveis da pressão negativa do vácuo, os quais propiciam uma ação sobre o sulco para se obter deslocamento da pele ou mobilização dos estratos cutâneos com deslocamento do tecido. Com o deslocamento da pele ocorre um "espaço" entre a pele e o tecido subcutâneo, conferindo ao tecido uma leve lesão, que o organismo deve preencher de tecido, o tecido conjuntivo, suavizando o aspecto do sulco.

A finalidade de se utilizar a eletrossucção é realizar deslizamento e deslocamento da pele e a partir daí promover um aumento de fluxo sanguíneo — a hipervascularização local.

O eletrodo deve ser colocado sobre o sulco e a maneira correta da aplicação sobre o sulco permite estimular fibras colágenas e elásticas, na tentativa de devolver um nivelamento da ruga, produzindo portanto uma mobilidade profunda da pele e da tela subcutânea e tendo como princípio fazer a sucção sobre o local a ser tratado. A vacuoterapia deve ser usada nos sulcos (rugas), exatamente nas linhas da expressão facial, ou seja, as manobras de sucção com o eletrodo devem ser executadas no sentido da ruga, a fim de evitar a flacidez da pele.

Os eletrodos comercializados são de vários tipos: ventosas de vidro ou de plástico. A maioria das empresas fornece, para o tratamento facial, os eletrodos ou as ventosas de vidro com diversas formas e diâmetros diferentes, reguláveis por potenciômetro (regulador da pressão).

O aparelho possui uma bomba de sucção que gera pressão negativa e os eletrodos de vidro são acoplados nessa bomba de sucção por uma mangueira plástica. O aparelho permite modulações na sucção por meio do modo contínuo ou pulsado e o profissional controla a pressão pelo relógio do manovacuômetro do próprio equipamento.

Deve-se escolher a ventosa que possui o diâmetro do sulco, para que o tecido em volta não seja sugado junto, ocasionando cicatrizes atróficas.

O profissional deverá adaptar o eletrodo de vidro adequadamente à terminação do tubo de plástico ou mangueira e determinar a pressão da aspiração, girando o potenciômetro lentamente; lembrar que quanto maior for o diâmetro da ventosa, maior será a potência de sucção. Deve-se tomar cuidado para não rasgar o tecido, promovendo hematoma local.

Alguns aparelhos apresentam dois tipos de vacuoterapia: a contínua e a pulsada.

Para realizar uma aspiração contínua do sulco, deve-se tampar com o dedo o orifício da ventosa e deslizá-la sobre os tecidos em que se deseja trabalhar, no caso o sulco. Para realizar uma aspiração pontual ou rítmica, tampar com o dedo o orifício da ventosa e manter dessa forma a sucção. Ao destampar o orifício, a sucção será interrompida.

A manobra de sucção deve ser executada no sentido das linhas de tensão da pele, exatamente nos sulcos.

Inicialmente, a pressão é suave, em torno de 100, 150 a 200 mmHg, sendo aumentada gradativamente, respeitando-se a sensibilidade do paciente.

A técnica de aplicação da vacuoterapia é segura quando realizada moderadamente e respeitando o limite de dor do paciente.

Com um pequeno eletrodo de vidro unido a um aparelho de vácuo, "aspira-se o sulco". As Figuras ilustram o vácuo na região do sulco nasogeniano (Figuras 14.1 e 14.2).

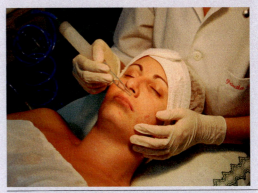

▲ **Figura 14.1** Apresentação do eletrodo facial.

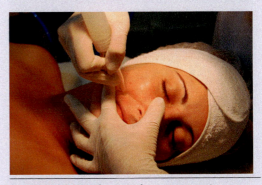

▲ **Figura 14.2** Aplicação do vacuoterapia.

passo 12 Eletroestimulação Muscular Facial (corrente farádica)

No tratamento de eletroestimulação facial, dentro do programa de revitalização, o profissional atua de forma importante nos músculos da face, uma vez que se atenua a flacidez e ativa a circulação linfática, venosa e arterial, conferindo ao paciente uma aparência mais jovem. A eletroestimulação é indicada para a flacidez do músculo e da pele.

Os eletrodos de borracha são colocados no ventre muscular. O profissional deve ajustar a intensidade de acordo com a sensibilidade do paciente e a frequência de acordo com o número das sessões, aumentando a frequência de acordo com elas.

Deve-se iniciar com a frequência mais baixa e aumentar gradativamente com o pas-

Estética Facial Essencial

sar das sessões. Por exemplo, na primeira sessão pode-se utilizarfrequências de 1 a 5; na segunda sessão, frequências de 8 ou 10, e assim sucessivamente, aumentando à medida que ocorrem as sessões.

A corrente alternada existe em diversos tipos de ondas. Podemos determinar o tempo de contração e o tempo de repouso, ou seja, cada estímulo provoca uma contração e em seguida há um período de repouso.

Portanto, uma boa aplicação da eletroestimulação muscular facial associada a outras técnicas estéticas pode trazer ótimos resultados, atenuando e disfarçando as linhas de expressão.

passo 13 Massagem Facial Manual

A massagem dos tecidos moles apresenta três tipos básicos: mecânicos, fisiológicos e psicológicos.

A massagem estética manual facial não causa dor ou hematomas. Ela não necessita de movimentos vigorosos e é composta de manobras lentas, suaves, constantes e ritmadas. É realizada com o deslocamento de mãos que se movimentam sem comprimir a pele. As mãos do profissional caminham uma após a outra no mesmo músculo. Cada manobra deve ter pelo menos oito movimentos contínuos.

Quando realizada semanalmente, esse tipo de massagem melhora a textura da pele, pois a mão do profissional em contato com a face do paciente realiza um micropeeling, renovando a camada superficial da pele. A massagem facial promove relaxamento do músculo e, consequentemente, suaviza as marcas de expressão facial, os sulcos, e aumenta o fluxo sanguíneo, pois estimula o aumento de aporte sanguíneo local. É necessário que o profissional esteja apto a executar a massagem facial.

A massagem também age na derme; os movimentos devem ser contínuos, para ativar

a circulação cutânea, uma vez que a derme nutre a epiderme. A derme é altamente vascularizada; já a epiderme apresenta pouca vascularização, sendo vascularizada pela estrutura abaixo dela, a derme.

A massagem deve ser feita em um ambiente tranquilo, lentamente, com ritmo, sem repuxar os músculos e sempre no sentido das fibras musculares.

É indispensável a utilização de um creme para o deslizamento da massagem facial, lembrando que ele deve apresentar o mínimo de óleo em sua formulação.

Funções da Massagem Facial

- Ativar a circulação
- Executar um micropeeling
- Deixar a pele viçosa
- Aliviar a tensão dos músculos da face, auxiliando na prevenção de sulcos

Contraindicação da Massagem Facial

- Estado febril
- Hipertensão arterial sistêmica
- Pele acneica
- Pele com queimadura
- Pele com ferimentos
- Dermatite aguda

passo 14 Máscara Específica para a Pele

As informações sobre a máscara foram mencionadas no Capítulo 13, que tratou do protocolo de higienização profunda da pele e de microdermoabrasão.

passo 15 Protetor Solar

O protetor solar aplicado deve ser o específico para a pele.

CAPÍTULO

15

Galvanopuntura

▶ **Priscila C. Dal Gobbo**

Eletrolifting, Galvanopuntura ou Mesolifiting

O eletrolifting é um método que utiliza a corrente galvânica constante da ordem de alguns microamperes (microgalvânica ou microcorrente) por meio de uma adaptação do eletrodo tipo caneta conectado a uma agulha; esse eletrodo deve estar conectado ao polo negativo da corrente.

Em 1952, o dermatologista francês Humberto Pierantoni desenvolveu uma técnica para o tratamento das linhas de expressão utilizando uma corrente microgalvânica em toda a extensão dos sulcos; ele observou que à medida que se procedia à estimulação, imediatamente havia o preenchimento daquelas linhas. A proposta da técnica de galvanopuntura é o tratamento de atenuação de sulcos e estrias. A técnica é realizada com agulha descartável. Trata-se de um método não invasivo, pois a agulha atinge a superfície da pele sem aprofundar-se.

O procedimento técnico consiste na estimulação dos sulcos de forma individual até que sejam obtidos hiperemia e edema em todo o trajeto. A estimulação química dos capilares da pele determina uma hiperemia ativa e haverá aumento no número de fibroblastos jovens e incremento da neovascularização, regenerando, assim, o tecido subepidérmico.

A técnica é realizada com um eletrodo do tipo caneta (um eletrodo ativo especial acoplado a uma fina agulha sustentada). O eletrodo passivo (eletrodo borracha + eletrodo esponja), se necessário, deverá ser umedecido com água. Pelo fato de os eletrodos possuírem tamanhos diferentes, o menor, a agulha, apresenta maior concentração de corrente.

O eletrodo ativo conectado com a agulha, que é pontiagudo, tem intensidade da corrente maior, pois quanto menor a extremidade de um eletrodo galvânico, maior é a intensidade da corrente; por isso o profissional deve aumentar a intensidade de acordo com a sensibilidade do paciente. A intensidade não pode ser aumentada em demasia para o tratamento dos sulcos, pois ocorre uma sensibilidade dolorosa no ato e após a sessão.

Técnicas para o Eletrolifting

A técnica para o eletrolifting pode ser realizada de diversas formas: técnica pontual no sulco (penetração da agulha em pontos adjacentes e no interior do sulco); técnica de deslizamento da agulha dentro do canal do sulco; técnica de escarificação (método de deslizamento da agulha no canal do sulco, diferenciando-se da primeira técnica, pois a agulha deve estar posicionada a 90°, levando a uma lesão do sulco).

Diversos profissionais preferem a técnica de deslizamento sem a penetração da agulha; por outro lado, o estímulo físico-elétrico da penetração da agulha favorece o desencadeamento de processo inflamatório agudo, obtendo-se resultados melhores e mais rápidos.

- O local onde será realizado o tratamento será higienizado; nunca proceder sem a higienização adequada.

- A intensidade da corrente é baixa (300 microamperes); esse procedimento não oferece risco quando efetuado em região glandular, uma vez que é um procedimento não invasivo.

- Aumentar a frequência ao usar a técnica; de preferência, começar com intensidade 1 e aumentar de acordo com a sensibilidade do paciente; lembre-se de que a intensidade da microcorrente é dada pela sensibilidade. O profissional tem a obrigação de diminuir a corrente ou até mesmo testar cada vez que for mudar a região a ser tratada, certificando-se da tolerância do paciente.

- A punção da agulha sobre o local a ser tratado provoca uma reação de estimulação que resulta no preenchimento do conteúdo das estrias ou das rugas, suavizando o aspecto da pele.

- O eletrodo ativo (a agulha) deve ser esterilizado a cada início de tratamento. Os eletrodos passivos (borracha e esponja) devem ser lavados antes e após o uso.

- Caso o procedimento da técnica seja pontual, não repetir a penetração da agulha no mesmo ponto; essa técnica deve ter em média um intervalo de pelo menos quinze dias.

Se o procedimento da técnica for por deslizamento, pode-se efetuar o tratamento semanalmente.

- Não se deve aplicar máscaras calmantes; comunicar ao paciente que, após o procedimento de eletrolifting, ocorrerá ardência e ruborização; não utilizar anti-inflamatório tópico receitado por outro profissional, pois os efeitos do eletrolifting podem ser anulados.
- O edema e a hiperemia são variáveis dependentes da reação do paciente.
- Após uma observação macroscópica da evolução dos sulcos — ou seja, quando houver o reparo sem processo inflamatório e quando for perceptível o desaparecimento de hiperemia e edema — poderá ocorrer a próxima sessão.
- Ao término do eletrolifting, deve-se observar as regiões dos sulcos edemaciadas e hiperêmicas. Não se deve efetuar nova aplicação até que os sinais tenham desaparecido por completo.
- A técnica da introdução de agulha deve ser paralela à pele, superficialmente e subepidérmica, sobre a extensão do sulco.
- A agulha deverá ser sempre individual e descartável.
- Trata-se de um tratamento que visa a atenuação de rugas (linhas de expressão profundas ou superficiais), baseando-se nos efeitos fisiológicos da corrente galvânica e mostrando resultados visíveis na primeira sessão.
- No início e após o procedimento, o paciente pode referir dor.

Protocolo da Técnica de Eletrolifting em Sulcos Profundos ou Superficiais

1. **Higienização** fazer a assepsia do local a ser tratado, com água e sabonete, para remoção do acúmulo de impurezas e maquiagem. Pode-se também higienizar com a técnica de alta frequência, com eletrodo cebolão, rolinho ou cebolinha.

2. **Eletrolifting** a técnica utiliza um eletrodo ativo especial (fina agulha) e um eletrodo passivo (placa de borracha ou eletrodo esponja). Deve-se inserir a agulha aproximadamente 2 mm, com uma bem próxima da outra. Deve-se provocar hiperemia em todo o trajeto do sulco. Ocorre a inflamação, a regeneração do tecido lesionado e a atenuação dos sulcos. Os primeiros sinais e resultados da regeneração dos sulcos são o nivelamento e até seu desaparecimento.

A galvanopuntura provoca discreta agressão na camada superficial da epiderme. Podem-se trabalhar os sulcos da face — por exemplo, regiões nasolabiais, perioculares e frontais.

O resultado da técnica de eletrolifting varia de acordo com a profundidade do sulco. A duração total do procedimento é de aproximadamente 30 minutos.

Uma observação importante: a próxima sessão de galvanopuntura só deverá ser realizada após o desaparecimento total da inflamação ocasionada pelo procedimento.

Entre as contraindicações da técnica, citamos: pacientes portadores de hemofilia, síndrome de Cushing, diabetes, psoríase, vitiligo, pacientes que fazem uso de esteroides e corticosteroides, pacientes propensos a queloides.

CAPÍTULO 16

Microdermoabrasão

▶ **Priscila C. Dal Gobbo**

História do Peeling na Estética ■ ■ ■

A palavra *peeling* vem do inglês e significa "tirar a pele, despelar ou descamar". Já na Antiguidade o homem percebia que, após abrasões ou esfoliações, a pele possuía a surpreendente capacidade de renovar-se a partir de suas camadas mais profundas, mantendo-se sã e com aspecto jovial.

A rainha do Egito Cleópatra utilizava "leite azedo" para manter a pele limpa, suave e livre de impurezas. Na Idade Média, as mulheres utilizavam o "vinho velho" no rosto a fim de obterem os mesmos resultados.

Em 1959, na Alemanha, estudos e resultados alcançados pelo Dr. Stüttgen com relação à esfoliação nos tratamentos de algumas patologias (como a psoríase) geraram uma gama de possibilidades terapêuticas nos diversos casos de lesões cutâneas; atualmente, vêm ganhando espaço também os tratamentos das lesões inestéticas (por exemplo, estrias, cicatrizes de acne e de queimadura).

Microdermoabrasão

Em estética, as evidências da microdermoabrasão surgem por meio da remoção de algumas camadas da epiderme e observa-se melhora ou cura de cicatrizes por meio da destruição tecidual seletiva; assim, essa técnica pode ter um valor inestimável. A técnica de microdermoabrasão com peeling de cristal ou de diamante indica resultados excelentes no tratamento de cicatrizes de acne. Os efeitos são uma pele renovada, viçosa e sem lesões.

Introdução

A microdermoabrasão é uma pequena raspagem na pele, um micropeeling superficial. Essa técnica de peeling mecânico age removendo a camada superficial da pele, que compreende as camadas epidérmicas, colaborando para uma esfoliação controlada, eficaz, indolor, sendo executada de maneira não invasiva. Trata-se de uma técnica bastante segura, de total conforto para o paciente e que possibilita ao profissional total controle, garantindo a máxima segurança por ser um procedimento não cirúrgico que pode ser executado na própria cabine do profissional de estética.

O peeling constitui uma forma acelerada de esfoliação induzida por agente mecânico resultando na destruição controlada de porções da epiderme e subsequente regeneração de novos tecidos. O resultado se dá por meio da regeneração, quando uma nova camada de pele é criada no lugar da camada que foi esfoliada. Quando é feito o lixamento da cútis, ocorre uma dinamização das camadas da epiderme e por isso o efeito de renovação é obtido.

Indicações Gerais da Microdermoabrasão

Como indicações gerais para a microdermoabrasão, tem-se a atenuação e prevenção de estrias recentes ou antigas, largas ou finas; sequelas de acne; sequelas de queimadura; cicatrizes; rugas finas. O peeling pode ser realizado nas regiões da face, do abdome, das nádegas, das pernas, dos braços, das mamas e dos glúteos.

Aplicação da Microdermoabrasão

A microdermoabrasão pode ser aplicada semanal, quinzenal ou mensalmente, de acordo com o tipo de pele e os objetivos a serem alcançados.

A aplicação do peeling deve ser feita com movimentos sucessivos e lentos para que ocorra a esfoliação cutânea uniforme. O local que apresentar mais cicatrizes deve ser esfoliado com movimentos lentos e precisos, permitindo-se fazer movimentos no sentido do músculo ou em movimentos de "xadrez", para atingir toda a região que se deseja esfoliar, ou ainda fazer movimentos para frente e para trás, que são os mais adequados para o tratamento de grandes áreas de unidades inestéticas.

Indicações da Microdermoabrasão Facial

- Supressão de cicatrizes de acne.
- Supressão de cicatrizes de queimadura.

- Clareamento das camadas mais superficiais da epiderme.

- Como procedimento alternativo para o pré-tratamento de revitalização facial: a microdermoabrasão facilita a resposta terapêutica, pois o peeling lixa a pele e retira a camada superficial, tornando-a mais fina. Graças ao afinamento das camadas epiteliais superficiais, há a diminuição da impedância da pele e, consequentemente, é permitida ou facilitada a futura penetração do princípio ativo de que a pele necessita, por meio da técnica de iontoforese, com incremento de penetração de substâncias ionizáveis: iontos de colágeno, elastina, ureia etc.

- Pré-tratamento de laser ou peeling químico.

- Prevenção e tratamento de fotoenvelhecimento: colabora para o clareamento epitelial, pela ação esfoliativa sobre a capa córnea da epiderme.

- Discromias: atenua hipocromia ou hipercromia difusas e circunscritas, realizando a harmonização da coloração da pele.

Contraindicações Absolutas

A técnica de microdermoabrasão é contraindicada em pele acneica (em graus de inflamação como lesões elementares: pápula e pústula) ou com lesões inflamadas (por exemplo, uma lesão de corte ou uma "ferida").

Deve-se evitar a grande sensibilização epidérmica e também o excesso de erosão que possa atingir camadas mais profundas da epiderme, a fim de evitar o processo da técnica de esfoliação invasiva, o que não compete ao profissional de estética.

Contraindicações Relativas

A contraindicação relativa se dá quando o paciente está finalizando o tratamento de acne vulgar, quando se pode realizar o peeling. O profissional deve evitar o peeling em pústulas e algumas pápulas e deve-se aplicar a microdermoabrasão nos locais que não possuam essas lesões.

Outra contraindicação relativa: utilização de cosméticos ou cosmecêuticos à base de ácidos ou qualquer técnica de peeling concomitante às sessões de microdermoabrasão.

Técnicas de Microdermoabrasão Cutânea

A microdermoabrasão pode ser realizada de duas formas: por meio de cristais de óxido de alumínio (conhecido como peeling de cristal) e de canetas com ponteiras diamantadas (peeling de diamante).

As duas técnicas utilizam o processo de esfoliação progressiva e controlada da pele, fazendo uso de um aparelho com um sistema de vácuo (aspiração pneumática). Ambos são procedimentos rápidos, precisos, controlados, indolores, sem riscos iatrogênicos, sem efeitos colaterais, além de não provocar sequelas.

A microdermoabrasão promove a remoção mecânica, que produz dano limitado a um tecido circundante, ao contrário da dermoabrasão e da eletrocirurgia.

O aparelho de microdermoabrasão deve possuir um botão de ajuste de intensidade de vácuo que permita ao profissional a escolha necessária para a técnica objetivada.

Peeling de Cristal ou *Cristal Peeling*

Para o peeling de cristal, utiliza-se um aparelho mecânico com sistema de vácuo que produz um jato de microcristais de óxido de alumínio em alta pressão que, por meio de uma cânula, bombardeia a camada superficial da pele ao mesmo tempo em que aspira, de forma controlada, os cristais e as camadas de células da superfície cutânea.

A aplicação do jato de microcristais de óxido de alumínio é feita executando-se uma varredura com a caneta aplicadora na superfície cutânea. A caneta projeta os microcristais promovendo um efeito abrasivo suave e, ao mesmo tempo, aspira os microcristais das áreas vizinhas e células epidérmicas.

Trata-se de uma técnica de varredura da pele por jato não agressivo de micras de cristais (óxido de alumínio). O jateamento do óxido de alumínio consiste na manobra de uma caneta especial sobre a superfície da pele em que a ponteira da caneta ou da cânula direciona os microcristais jateados da manopla do aparelho, fazendo o contato terminal com a região epidérmica a ser tratada. A caneta é conectada a dois tubos (mangueiras). Um tubo está conectado no depósito de óxido de alumínio e o outro tubo é conectado a uma bomba de vácuo. Na realidade, a caneta projeta o óxido de alumínio (cristais) sobre a pele e aspira ao mesmo tempo os cristais projetados, além dos fragmentos de pele, ou seja, os fragmentos das células epidérmicas retiradas pelo micropeeling. A aspiração de óxido de alumínio impede a dispersão dos fragmentos para as áreas vizinhas.

A granulometria encontrada no mercado nacional do óxido de alumínio é de 250 micra (malha grossa # 60), 150 micra (malha fina # 100) e 45 micra (malha extrafina # 320). Os óxidos de alumínio são quimicamente inertes, jateados pela pressão positiva sobre a cútis em uma velocidade passível de controle pelo profissional, provocando erosão nas camadas da epiderme e ao mesmo tempo sendo sugadas pela pressão negativa do aparelho.

A intensidade de projeção de cristais é proporcional à intensidade de vácuo produzida pelo aparelho; normalmente o aparelho possui o manovacuômetro, que apresenta a pressão que está sendo usada.

Os microcristais não devem ser reutilizados, pois os cristais estarão contaminados pelos restos de células epidérmicas, fungos e bactérias. Ao reutilizar os cristais, além de contaminar a pele do paciente, o aparelho também será contaminado. Assim, cristais já utilizados devem ser dispensados.

Alguns aparelhos no mercado oferecem a cânula com a ponteira descartável, de plástico, ou então as cânulas não descartáveis, que o profissional deverá fazer a assepsia correta com álcool a 70%. Dê preferência às ponteiras transparentes, para possibilitar que se tenha visualização da erosão desejada.

A epiderme é removida mecanicamente, de modo gradual, e as partes dos tecidos da camada córnea e os cristais de óxido de alumínio serão sugados pelo aparelho para um recipiente.

Peeling de Diamante

Para o peeling de diamante, utiliza-se um aparelho com sistema de vácuo; uma caneta ou manopla com diferentes ponteiras diamantadas de granulometrias diversas entra em contato com a pele e faz a aspiração e a esfoliação da camada de células da superfície cutânea.

Nessa prática, obtemos a pressão negativa, que é ajustável pelo manovacuômetro. Essa técnica faz com que a pele seja suavemente sugada pela caneta diamantada, sendo que o lixamento é feito pelos movimentos executados pelo profissional de estética, que manterá contato direto da caneta diamantada com a pele (os terminais diamantados podem variar de 50 a 200 micras, sendo que, quanto maior a micragem utilizada, mais invasiva será a abrasão).

As ponteiras de diamante devem ser limpas a cada atendimento. Evite contaminação realizando a assepsia com álcool a 70% ou dê preferência ao uso de autoclave para a caneta de diamante.

Efeitos da Microdermoabrasão

Embora não existam ainda estudos e pesquisas sobre os efeitos da microdermoabrasão (cortes histológicos), essa prática mostra resultados visíveis em seu uso como peeling de aplicação direta sobre a cútis; assim, é provável que a microdermoabrasão tenha por base o incremento da mitose celular fisiológica, proporcionado pela esfoliação do óxido de alumínio ou pela ponteira diamantada.

Segundo Sabatovich e colaboradores, a mitose celular fisiológica ocorre no adulto em média com intervalo de quatro semanas, tempo em que as células das camadas mais profundas da epiderme se superpõem às anteriores até chegarem à superfície da pele como células córneas.

Os peelings de cristal ou de diamante produzem um fenômeno de hiperemia local transitória. Verificamos o aparecimento de hiperemia (vermelhidão) logo no início da aplicação do peeling, ocasionada por sucção da pele e desaparecendo depois.

O peeling auxilia no reparo fisiológico da pele e na renovação epitelial, evitando, assim, o excesso no depósito de células córneas e sua permanência por um período mais prolongado, graças à renovação das camadas da epiderme.

Efeitos regenerativos são os semelhantes a outras técnicas de peeling superficial, com remoção da camada córnea.

A vantagem da microdermoabrasão é o controle da esfoliação, que é acompanhado pelo profissional; assim, o controle é mais preciso, pois, ao interromper a projeção de cristais ou a ponteira de diamante, a esfoliação é interrompida imediatamente.

Em todas as sessões observa-se melhora da aparência das lesões inestéticas.

O número de movimentos sobre uma mesma região oferecerá menor ou maior abrasão sobre aquela região específica. A velocidade de passagem do deslizamento da caneta sobre a pele também é importante, pois quanto mais lento o movimento, maior será a profundidade alcançada. Embora a abrasão obtida com o método não seja uniforme, as irregularidades não são visíveis a olho nu.

O procedimento da microdermoabrasão não apresenta relatos de quadros álgicos (dor), desde que seja utilizado de maneira correta. Esse procedimento não precisa de nenhum tipo de sedação ou anestesia local e por isso pode ser usado em cabines de estética com a assepsia correta; trata-se de um instrumento precioso para os profissionais.

Como medida de precaução, sugerimos não atingir o tecido conjuntivo, evitando, assim, sangramentos não compatíveis com nossa terapêutica, pois só podemos trabalhar com peeling superficial e não devemos ultrapassar o limite hemorrágico.

Observa-se um afinamento visível da epiderme na primeira aplicação, o que poderá ser comprovado com o uso de câmera de dermatoscopia ou por meio da lâmpada de Wood, para o diagnóstico da erosão epitelial superficial.

A microdermoabrasão é, portanto, valiosa nas disfunções inestéticas nas quais se deseja a remoção superficial do tecido, que a esfoliação seja uniforme e específica e a área de superfície tratada tenha necessidade de ser removida gradualmente, sem dor e sem ardência pós-peeling.

A experiência clínica pode ser observada no exame cutâneo antes e depois da microdermoabrasão.

Esse método tem sido utilizado com sucesso variável em uma série de alterações estéticas, por exemplo: estrias, cicatrizes de acne, fotoenvelhecimento. Além disso, proporciona maior afinamento do tecido epitelial; harmoniza a pigmentação da epiderme; descompacta as camadas superficiais da epiderme.

Indicações

Aproximadamente um mês antes, o paciente que fará uso da técnica deverá interromper a aplicação de cremes que contenham ácidos em sua formulação.

Após realizar a microdermoabrasão, ele poderá retornar às atividades diárias, sem sinais, sintomas incomodativos, ardência e sem a necessidade de alteração da rotina de trabalho.

O profissional deverá informar o paciente sobre a necessidade do uso diário de filtro solar, renovando as aplicações várias vezes ao dia (de duas em duas horas), durante e após o tratamento de peeling, com a finalidade de não manchar a pele. Deve-se evitar a exposição à luz solar e lâmpadas fluorescentes sem o uso de protetor solar.

Após algumas sessões de peeling, deve-se instruir o paciente sobre o tratamento de revitalização, a fim de manter a pele viçosa e garantir a prevenção do fotoenvelhecimento precoce.

Protocolo para a Microdermoabrasão (Peeling de Cristal ou de Diamante)

Vejamos o procedimento realizado pelo profissional de estética, em consultório de estética, com uso de luva, lupa de pala, luz apropriada, máscara ou respirador, óxido de alumínio ou caneta de diamante, lenço de papel e algodões descartáveis.

1. Higienizar.
2. Proceder à microdermoabrasão (peeling de cristal ou peeling de diamante).
3. Aplicar a alta frequência.
4. Aplicar máscara calmante.
5. Aplicar protetor solar.

As quantidades de sessões são subjetivas e difíceis de quantificar.

passo A passo

O paciente deve estar posicionado em decúbito dorsal (DD). A cabeceira da maca deverá ser reclinada e a região ocular do paciente deve estar protegida com algodão umedecido com água ou com soro fisiológico. Cada sessão de microdermoabrasao tem a duração de 30 a 50 minutos aproximadamente, dependendo da extensão da área a ser tratada.

passo 1 Higienizar

A higienização da pele contribui para eliminar o excesso de sebo (óleo) e suor produzido pelas glândulas sebáceas e sudoríparas respectivamente, sendo função básica de todo sabonete remover impurezas e detritos sem causar irritação.

Aplica-se o sabonete com os dedos em movimentos circulares de baixo para cima, retirando-o com algodão umedecido em água. Assim, é realizada a assepsia local, com a higienização da face com sabonete. Após a assepsia, deve-se secar a região com lenço de papel descartável ou algodões secos a fim de não deixar a pele úmida (Figuras 16.1 A e B).

passo 2 Proceder à Microdermoabrasão (Esfoliação)

O profissional deve ajustar o botão de pressão positiva do aparelho (manovacuômetro), que atinge até 700 mmHg. A pressão ideal do manovacuômetro é determinada pela sensibilidade do paciente ou sensibilidade cutânea.

Realizar o peeling com o ajuste de 200 mmHg, começando com potência baixa e aumentando de acordo com a reação de sensibilidade do paciente.

Deve-se esticar a pele com o objetivo de facilitar os movimentos de varredura ou erosão, além de evitar uma futura flacidez.

Peeling de cristal Ligar o aparelho de microdermoabrasão. Iniciar a varredura da pele com o óxido de alumínio, aumentar o fluxo constante regular e a intensidade modulável para não traumatizar a pele. A intensidade e a quantidade de projeção do óxido de alumínio (microcristais) são proporcionais à aspiração do aparelho, pois ele impede a dispersão para áreas

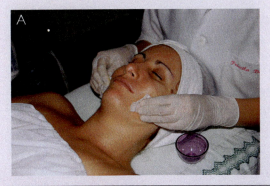
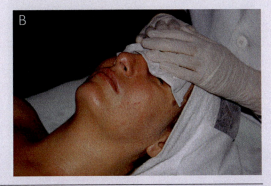

▲ Figura 16.1 (A e B) Higienizar a pele. Secá-la com lenço de papel descartável. Com a pele totalmente seca, sem umidade, inicia-se o processo de microdermoabrasão.

circunvizinhas e o desperdício do óxido de alumínio, que é um elemento abrasivo. A pressão positiva do aparelho determina uma maior ou menor saída dos óxidos de alumínio. Quanto maior o ajuste da pressão, maior será o jateamento dos cristais e mais sucção ocorrerá.

É necessário, após o peeling de cristal, utilizar um papel toalha (ou algodões e gazes) para retirar o excesso dos microgrânulos de óxido de alumínio jateados pela pressão positiva e não totalmente sugados pela pressão negativa do aparelho.

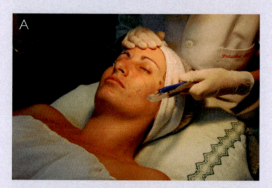 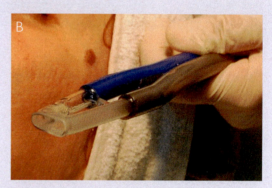

▲ Figura 16.2 (A e B) Observar a ponteira-mangueira.

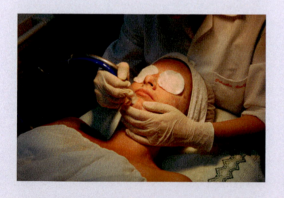

◀ Figura 16.3 A intensidade de vácuo é determinada pela sensibilidade do paciente. Proteger a região ocular com algodão umedecido com água.

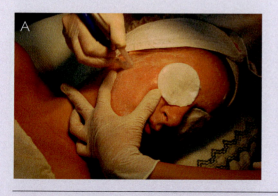 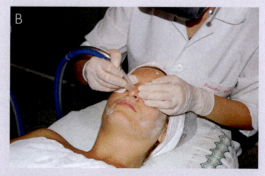

▲ Figura 16.4 (A e B) Esticar a pele da região que será esfoliada com o dedo indicador e o polegar da mão livre, facilitando a aplicação e o deslizamento da ponteira e evitando a flacidez de pele. Aplicação do peeling de cristal na região nasal.

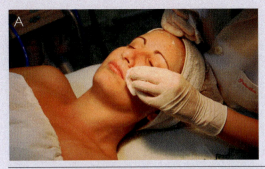 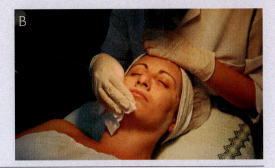

▲ **Figura 16.5 (A e B)** Após a realização do peeling, deve-se retirar o excesso dos microcristais da pele com um algodão seco ou um lenço de papel descartável. Não é aconselhável o uso de escovas ou pincéis de cerdas macias para retirar os microcristais, pois são materiais contaminantes.

Peeling de diamante Ligar o aparelho de microdermoabrasão. Iniciar a varredura da pele com a ponteira de diamante e aumentar a intensidade do vácuo lentamente, para não traumatizar a pele (Figura 16.6A e B).

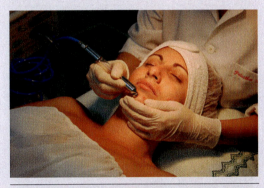

◄ **Figura 16.7** Aplicação do peeling de diamante.

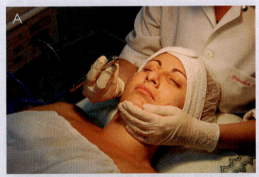

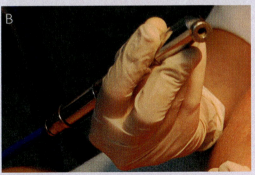

▲ **Figura 16.6 (A e B)** Observar a ponteira diamantada.

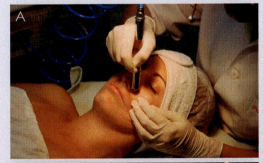

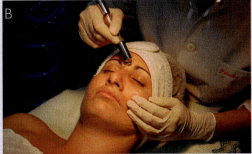

▲ **Figura 16.8 (A e B)** A intensidade de vácuo é determinada pelo paciente ou por sua reação.

passo 3 Aplicar a Alta Frequência

Aplicar a alta frequência de forma direta e sem afastamento. Pode-se aplicar a técnica em movimentos diversos, deslizando o eletrodo de vidro na face para assepsia pós-peeling, com função germicida, para a destruição e o controle da proliferação de alguns micro-organismos.

Inicia-se com intensidade média e aumenta-se gradativamente em função da resposta do paciente. O tempo de duração da técnica será de três minutos. Pode-se usar a alta frequência antes e depois da microdermoabrasão (fica a critério do profissional).

O profissional não deve segurar na junção entre o eletrodo e a extremidade do manípulo ou bobina, pois o local não é isolado e, portanto, poderá ocorrer faíscas de intensidade e há perigo de choque elétrico muito forte. O profissional deve segurar sempre no corpo do manípulo corretamente, como mostra a Figura 16.9.

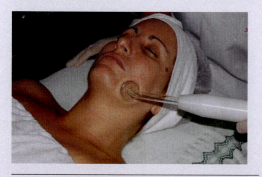

▲ **Figura 16.9** Manípulo e eletrodo cebolão acoplados.

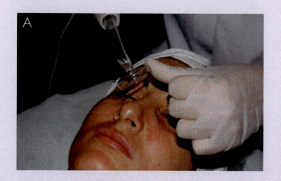

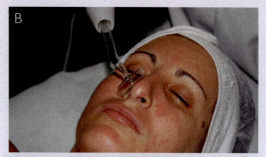

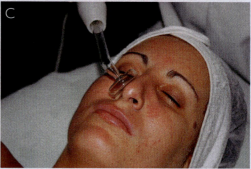

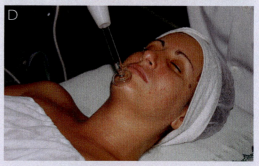

▲ **Figura 16.10 (A, B, C e D)** Antes de encostar o eletrodo, colocar o dedo na extremidade e retirá-lo somente depois do contato com a pele.

 OBSERVAÇÃO

Não utilizar gel ou creme antes do procedimento de alta frequência.

passo 4 Aplicar Máscara Calmante, Água Gelada ou Outros Recursos Crioterápicos

A máscara calmante tem a função de diminuir a hiperemia local, tem ação descongestionante, é anti-irritativa e contribui para acalmar a pele.

A água gelada tem a função de vasoconstrição e diminui o eritema local; deve-se umedecer os algodões ou o papel toalha com água gelada para acalmar a pele.

O recurso crioterápico — por exemplo, as esferas de vidro contendo gel previamente armazenadas no congelador (*beauty gloss*) — também tem a função de diminuir o eritema local.

Outro recurso que poderá ser utilizado é a máscara calmante com a máscara hidroplástica caseira, cuja base é o alginato. A máscara calmante com a função anti-hiperêmica; a máscara hidroplástica com a função oclusiva, para ocluir a máscara calmante.

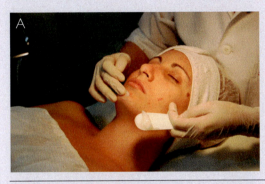
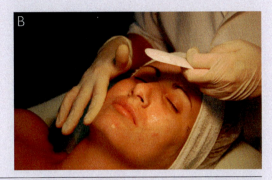

▲ **Figura 16.11 (A e B)** Aplicação de máscara calmante. Observar a espátula com a quantidade ideal para aplicação.

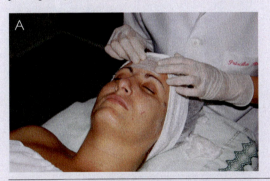
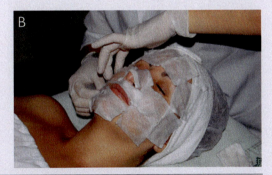

▲ **Figura 16.12 (A e B)** Aplicação de algodão umedecido com água gelada. Pode-se aplicar máscara calmante e algodões umedecido com água gelada.

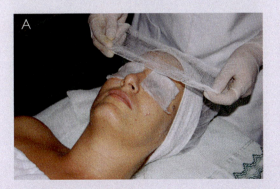
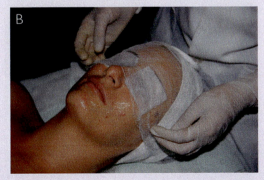

▲ **Figura 16.13 (A e B)** Aplicação de máscara calmante e protetor ocular (algodão umedecido com água). Caso considere necessário, o profissional pode colocar gazes na face.

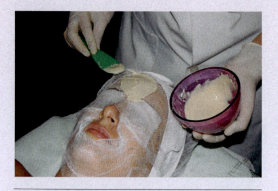

▲ **Figura 16.14** Preparar a máscara hidroplástica e espalhar com uma espátula.

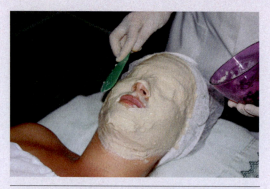

▲ **Figura 16.15** Espalhar a máscara hidroplástica em toda a região da face.

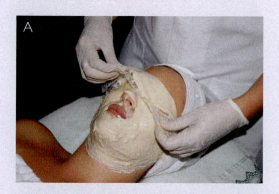
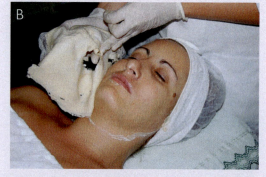

▲ **Figura 16.16 (A e B)** Retirar a máscara lentamente.

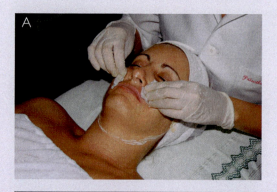
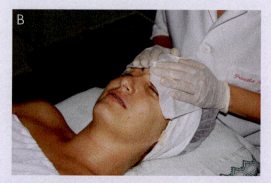

▲ **Figuras 16.17 (A e B)** Retirar o excesso das máscaras com algodão umedecido com água e secar a face com papel toalha.

passo 5 Aplicar protetor solar

O paciente deve ser orientado quanto à exposição direta ao sol (que deverá ser evitada) e ao uso de protetor solar (durante e após a sessão do peeling). O tempo médio de cada sessão de peeling é de aproximadamente 50 minutos.

Se o profissional de estética desejar incrementar o protocolo, ele pode, depois da aplicação da técnica de alta frequência, utilizar o desincruste e também a iontoforese, com iontos apropriados para cada tipo de pele, ou até a microcorrente.

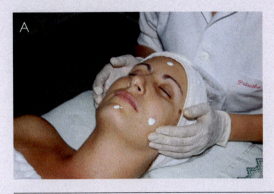 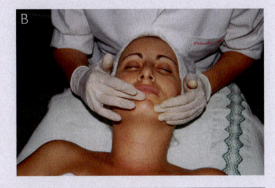

▲ Figura 16.18 (A e B) Aplicação de protetor solar para finalizar a sessão de peeling.

17 O Papel do Fonoaudiólogo

▶ Priscila C. Dal Gobbo

O Papel da Fonoaudiologia Estética no Tratamento de Revitalização Facial

As marcas de expressão que aparecem na face — na forma de sulcos ou, como se diz erroneamente, "rugas" — são provocadas pela ação dos músculos de expressão que estão abaixo da pele naquela área, os quais, contraídos inúmeras vezes, ficam hipertrofiados e com a tonicidade aumentada.

A motricidade estética orofacial (MEO) — também conhecida como fonoestética ou fonoaudiologia estética facial — é um campo muito recente que trabalha os músculos do rosto e do pescoço.

O fonoaudiólogo é um profissional da área de saúde que realiza diversos tratamentos, sendo infelizmente esquecido e pouco valorizado nos tratamentos de revitalização

Estética Facial Essencial

facial. O principal objetivo da fonoaudiologia estética é detectar e corrigir os hábitos da motricidade oral para eliminar vincos e marcas de expressão (sulcos).

Os músculos da face são voluntários (isto é, só há contração e relaxamento quando se tem a necessidade de deglutir, falar etc.). O trabalho da fonoaudiologia estética não tem a ver com ginástica facial; o paciente tem de reaprender a contrair e a relaxar os músculos da face.

O paciente passa por uma anamnese detalhada, com avaliação dos hábitos cotidianos, além de ser submetido a um exame orofacial (com verificação da arcada dentária) que também investiga se o paciente sofre de rinite alérgica, se respira pela boca, se ronca à noite etc.

A reeducação da motricidade oral promove o reequilíbrio da deglutição, mastigação, articulação e respiração. Portanto, assim como se deve fortalecer a musculatura abdominal com eletroestimulação muscular e outros recursos para eliminar o excesso de gordura na cintura, aprende-se a fazer alongamento e relaxamento facial. A musculatura facial é relaxada com variações de movimentos de alongamento que a descontraem e permitem que as fibras musculares recuperem seu comprimento fisiológico.

No período de três meses e em aproximadamente dez sessões, o paciente aprende movimentos que utilizará pelo resto da vida; assim, o trabalho minucioso do fonoaudiólogo também ensina a comparar padrões, para facilitar as mudanças e reaprender a usar a musculatura facial para não propiciar futuras rugas e amenizar as rugas existentes por mímica facial. Inicialmente os movimentos são realizados pelo profissional e logo em seguida repetidos pelo paciente.

O papel do profissional de estética é indicar a reeducação facial, no sentido de desabituar as mímicas faciais, e então encaminhar o paciente a um fonoaudiólogo qualificado.

O paciente aprende a usar as pontas dos dedos para puxar e estender as comissuras laterais dos lábios; a movimentar (levantar e abaixar a língua dentro da boca, sem fazer outra contração facial, para sentir que é possível comer sem contrair o rosto inteiro); a abrir a boca e colocar a ponta da língua atrás dos dentes incisivos superiores, fechando-a. O objetivo é fazer com que os movimentos ensinados sejam incorporados ao cotidiano. A pele fica mais suave e o tônus melhora com os movimentos, contribuindo para suavizar as marcas de expressão, as tão indesejáveis rugas.

O ato de reeducar-se é trabalhoso, sem dúvida, mas os efeitos são duradouros.

Ficha de Anamnese Facial Homem

Dados Pessoais

Data do atendimento: ____/____/____
Nome: _____
Endereço: _____
Número: _____ Complemento: _____ Bairro: _____ Cidade: _____
Tels.: Residencial: (   ) _____ Celular: (   ) _____ Data Nas: ___/___/___
Profissão: _____ Estado Civil: _____

Em caso de emergência avisar:
Nome: _____ Telefone: _____
Médico: _____ Telefone: _____
Convênio Médico: _____ Telefone: _____

QP:" _____ , "

Histórico

Fez algum tratamento estético anterior:	☐ sim ☐ não	Qual: _____
Antecedentes alérgicos:	☐ sim ☐ não	Qual: _____
Funcionamento intestinal regular:	☐ sim ☐ não	
Pratica esporte:	☐ sim ☐ não	Qual: _____
Alimentação balanceada:	☐ sim ☐ não	
Faz algum tratamento médico:	☐ sim ☐ não	Qual: _____
Usa ou já usou ácido na pele:	☐ sim ☐ não	Qual: _____
Portador de marca-passo:	☐ sim ☐ não	
Presença de prótese metálica:	☐ sim ☐ não	
Portador de epilepsia:	☐ sim ☐ não	
Antecedentes oncológicos:	☐ sim ☐ não	Qual: _____
Lava o rosto diariamente:	☐ sim ☐ não	Produto: _____
Possui prótese dentária:	☐ sim ☐ não	
Costuma tomar sol:	☐ sim ☐ não	
Toma tranquilizante:	☐ sim ☐ não	Qual: _____
Tabagista:	☐ sim ☐ não	Etilista: ☐ sim ☐ não
HAS:	☐ sim ☐ não	DB: ☐ sim ☐ não
Quantas vezes faz a barba:	☐ Diariamente ☐ Semanalmente	
Costuma usar loção pós-barba:	☐ sim ☐ não	
Costuma utilizar álcool:	☐ sim ☐ não	
Depilação:	☐ sim ☐ não	Gilete: ☐ sim ☐ não

Termo de Responsabilidade

Estou ciente e de acordo com todas as informações acima relacionadas.

Data: ____/____/____. Assinatura do Paciente: _____

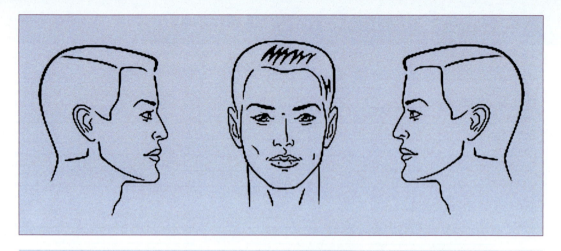

Sugestões de abreviaturas de lesões cutâneas para o esteticista

C	Comedão branco
c	Comedão oxidado
P	Pústula
Pe	Pústula escoriada

Pa	Pápula
Nód	Nódulo
Abs	Abscesso
Mil	Milium

Avaliação Cutânea Facial

Cor da pele: ☐ branca ☐ negra ☐ amarela ☐ mulata

Tipos de pele: ☐ alípica ☐ lipídica ☐ mista ☐ acneica
☐ sensível ☐ normal

Discromias: ☐ acromia ☐ hipercromia ☐ hipocromia ☐ olheira
☐ melasma ☐ efélides ☐ albinismo

Alterações vasculares: ☐ cianose ☐ eritema ☐ hematoma ☐ petéquia
☐ equimose ☐ telangiectasias ☐ rubor ☐ púrpura senil

Formações de conteúdo sólido: ☐ comedão oxidado ☐ comedão branco
☐ millium ☐ nódulo ☐ pápula

Formações de conteúdo líquido: ☐ pústula ☐ abscesso

Pelos: ☐ hipertricose ☐ hirsutismo

Alterações da espessura: ☐ cicatriz hipertrófica ☐ cicatriz atrófica ☐ queloide

Outros achados: ☐ verruga ☐ DPN ☐ DR ☐ nevo piloso

Relatório: _____
_____
_____
_____
_____

Ficha de Anamnese Facial Mulher

Dados Pessoais

Data do atendimento: ____/____/____

Nome: _____

Endereço: _____

Número: _____ Complemento: _____ Bairro: _____ Cidade:_____

Tels.: Residencial: (   ) _____ Celular: (   ) _____Data Nas: ___/___/___

Profissão: _____Estado Civil: _____

Em caso de emergência avisar:

Nome: _____Telefone: _____

Médico: _____Telefone: _____

Convênio Médico: _____Telefone:_____

QP: "_____ "

Histórico

Fez algum tratamento estético anterior: ☐ sim ☐ não Qual:_____

Antecedentes alérgicos: ☐ sim ☐ não Qual: _____

Funcionamento intestinal regular: ☐ sim ☐ não

Pratica esporte: ☐ sim ☐ não Qual: _____

Alimentação balanceada: ☐ sim ☐ não

Faz algum tratamento médico: ☐ sim ☐ não Qual: _____

Usa ou já usou ácido na pele: ☐ sim ☐ não Qual: _____

Portador de marca-passo: ☐ sim ☐ não

Presença de prótese metálica: ☐ sim ☐ não

Portador de epilepsia: ☐ sim ☐ não

Antecedentes oncológicos: ☐ sim ☐ não Qual: _____

Lava o rosto diariamente: ☐ sim ☐ não Produto:_____

Possui prótese dentária: ☐ sim ☐ não

Costuma tomar sol: ☐ sim ☐ não

Toma tranquilizante: ☐ sim ☐ não Qual: _____

Tabagista: ☐ sim ☐ não

Etilista: ☐ sim ☐ não

HAS: ☐ sim ☐ não   DB: ☐ sim ☐ não

Gestante: ☐ sim ☐ não   Ciclo menstrual regular_____

Usa método antoconcepcional: ☐ sim ☐ não

Termo de Responsabilidade

Estou ciente e de acordo com todas as informações acima relacionadas.

Data: ____/____/____. Assinatura do Paciente: _____

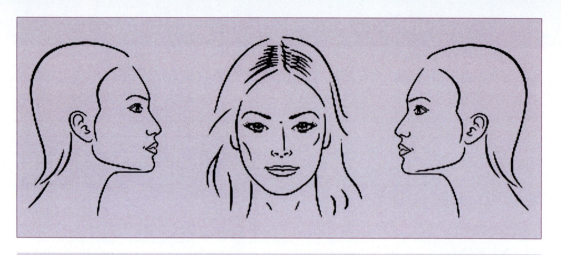

Sugestões de abreviaturas de lesões cutâneas para o esteticista

C	Comedão branco	Pa	Pápula
c	Comedão oxidado	Nód	Nódulo
P	Pústula	Abs	Abscesso
Pe	Pústula escoriada	Mil	Milium

Avaliação Cutânea Facial

Cor da pele: ☐ branca ☐ negra ☐ amarela ☐ mulata

Tipos de pele: ☐ alípica ☐ lipídica ☐ mista ☐ acneica
☐ sensível ☐ normal

Discromias: ☐ acromia ☐ hipercromia ☐ hipocromia ☐ olheira
☐ melasma ☐ efélides ☐ albinismo.

Alterações vasculares: ☐ cianose ☐ eritema ☐ hematoma ☐ petéquia
☐ equimose ☐ telangiectasias ☐ rubor ☐ púrpura senil

Formações de conteúdo sólido: ☐ comedão oxidado ☐ comedão branco
☐ millium ☐ nódulo ☐ pápula

Formações de conteúdo líquido: ☐ pústula ☐ abscesso

Pelos: ☐ hipertricose ☐ hirsutismo

Alterações da espessura: ☐ cicatriz hipertrófica ☐ cicatriz atrófica ☐ queloide

Outros achados: ☐ verruga ☐ DPN ☐ DR ☐ nevo piloso

Relatório: _____
_____
_____
_____
_____

Ficha de Anamnese Facial com Microdermoabrasão

Dados Pessoais

Data do atendimento: ____/____/____
Nome: _____
Endereço: _____
Número: _____ Complemento: _____ Bairro: _____ Cidade: _____
Tels.: Residencial: ( ) _____ Celular: ( ) _____ Data Nas: ___/___/___
Profissão: _____ Estado Civil: _____

Em caso de emergência avisar:
Nome: _____ Telefone: _____
Médico: _____ Telefone: _____
Convênio Médico: _____ Telefone: _____

Histórico

Realizou limpeza de pele? ☐ sim ☐ não N° de sessões: _____
Faz algum tratamento médico: ( ) sim ( ) não Qual: _____
_____
_____
_____

Termo de Responsabilidade

Estou ciente de que devo usar protetor solar mínimo FPS 15, de 2 em 2 horas diariamente. Estou realizando o tratamento de microdermoabrasão, (.........) _____ com a esteticista: _____.

Data: ___/___/___. Assinatura do Paciente: _____

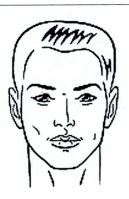
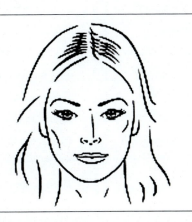

rosto masculino e feminino frontal

Ficha de Controle de
Limpeza de Pele

1ª Sessão		2ª Sessão		3ª Sessão		4ª Sessão	
Data: ___ / ___ / ___		Data: ___ / ___ / ___		Data: ___ / ___ / ___		Data: ___ / ___ / ___	
Higienização	☐	Higienização	☐	Higienização	☐	Higienização	☐
Extração	☐	Extração	☐	Extração	☐	Extração	☐
Loção Calmante	☐	Loção Calmante	☐	Loção Calmante	☐	Loção Calmante	☐
Alta Frequência	☐	Alta Frequência	☐	Alta Frequência	☐	Alta Frequência	☐
Desincruste	☐	Desincruste	☐	Desincruste	☐	Desincruste	☐
Ionização	☐	Ionização	☐	Ionização	☐	Ionização	☐
Massagem Facial	☐	Massagem Facial	☐	Massagem Facial	☐	Massagem Facial	☐
Máscara	☐	Máscara	☐	Máscara	☐	Máscara	☐
Filtro Solar	☐	Filtro Solar	☐	Filtro Solar	☐	Filtro Solar	☐

5ª Sessão		6ª Sessão		7ª Sessão		8ª Sessão	
Higienização	☐	Higienização	☐	Higienização	☐	Higienização	☐
Extração	☐	Extração	☐	Extração	☐	Extração	☐
Loção Calmante	☐	Loção Calmante	☐	Loção Calmante	☐	Loção Calmante	☐
Alta Frequência	☐	Alta Frequência	☐	Alta Frequência	☐	Alta Frequência	☐
Desincruste	☐	Desincruste	☐	Desincruste	☐	Desincruste	☐
Ionização	☐	Ionização	☐	Ionização	☐	Ionização	☐
Massagem Facial	☐	Massagem Facial	☐	Massagem Facial	☐	Massagem Facial	☐
Máscara	☐	Máscara	☐	Máscara	☐	Máscara	☐
Filtro Solar	☐	Filtro Solar	☐	Filtro Solar	☐	Filtro Solar	☐

9ª Sessão		10ª Sessão		Relatório
Higienização	☐	Higienização	☐	
Extração	☐	Extração	☐	_____
Loção Calmante	☐	Loção Calmante	☐	_____
Alta Frequência	☐	Alta Frequência	☐	_____
Desincruste	☐	Desincruste	☐	_____
Ionização	☐	Ionização	☐	_____
Massagem Facial	☐	Massagem Facial	☐	_____
Máscara	☐	Máscara	☐	_____
Filtro Solar	☐	Filtro Solar	☐	_____

Ficha de Controle de
Microdermoabrasão (Peeling de Cristal)

1ª Sessão	2ª Sessão	3ª Sessão	4ª Sessão
Data: ___/___/___	Data: ___/___/___	Data: ___/___/___	Data: ___/___/___
Higienização ☐	Higienização ☐	Higienização ☐	Higienização ☐
Cristal Peeling ☐	Cristal Peeling ☐	Cristal Peeling ☐	Cristal Peeling ☐
Alta Frequência ☐	Alta Frequência ☐	Alta Frequência ☐	Alta Frequência ☐
Desincruste ☐	Desincruste ☐	Desincruste ☐	Desincruste ☐
Ionização ☐	Ionização ☐	Ionização ☐	Ionização ☐
Máscara Calmante ☐	Máscara Calmante ☐	Máscara Calmante ☐	Máscara Calmante ☐
Filtro Solar ☐	Filtro Solar ☐	Filtro Solar ☐	Filtro Solar ☐

5ª Sessão	6ª Sessão	7ª Sessão	8ª Sessão
Data: ___/___/___	Data: ___/___/___	Data: ___/___/___	Data: ___/___/___
Higienização ☐	Higienização ☐	Higienização ☐	Higienização ☐
Cristal Peeling ☐	Cristal Peeling ☐	Cristal Peeling ☐	Cristal Peeling ☐
Alta Frequência ☐	Alta Frequência ☐	Alta Frequência ☐	Alta Frequência ☐
Desincruste ☐	Desincruste ☐	Desincruste ☐	Desincruste ☐
Ionização ☐	Ionização ☐	Ionização ☐	Ionização ☐
Máscara Calmante ☐	Máscara Calmante ☐	Máscara Calmante ☐	Máscara Calmante ☐
Filtro Solar ☐	Filtro Solar ☐	Filtro Solar ☐	Filtro Solar ☐

9ª Sessão	10ª Sessão	11ª Sessão	12ª Sessão
Data: ___/___/___	Data: ___/___/___	Data: ___/___/___	Data: ___/___/___
Higienização ☐	Higienização ☐	Higienização ☐	Higienização ☐
Cristal Peeling ☐	Cristal Peeling ☐	Cristal Peeling ☐	Cristal Peeling ☐
Alta Frequência ☐	Alta Frequência ☐	Alta Frequência ☐	Alta Frequência ☐
Desincruste ☐	Desincruste ☐	Desincruste ☐	Desincruste ☐
Ionização ☐	Ionização ☐	Ionização ☐	Ionização ☐
Máscara Calmante ☐	Máscara Calmante ☐	Máscara Calmante ☐	Máscara Calmante ☐
Filtro Solar ☐	Filtro Solar ☐	Filtro Solar ☐	Filtro Solar ☐

13ª Sessão	14ª Sessão	15ª Sessão	16ª Sessão
Data: ___/___/___	Data: ___/___/___	Data: ___/___/___	Data: ___/___/___
Higienização ☐	Higienização ☐	Higienização ☐	Higienização ☐
Cristal Peeling ☐	Cristal Peeling ☐	Cristal Peeling ☐	Cristal Peeling ☐
Alta Frequência ☐	Alta Frequência ☐	Alta Frequência ☐	Alta Frequência ☐
Desincruste ☐	Desincruste ☐	Desincruste ☐	Desincruste ☐
Ionização ☐	Ionização ☐	Ionização ☐	Ionização ☐
Máscara Calmante ☐	Máscara Calmante ☐	Máscara Calmante ☐	Máscara Calmante ☐
Filtro Solar ☐	Filtro Solar ☐	Filtro Solar ☐	Filtro Solar ☐

17ª Sessão	18ª Sessão	19ª Sessão	20ª Sessão
Data: ___/___/___	Data: ___/___/___	Data: ___/___/___	Data: ___/___/___
Higienização ☐	Higienização ☐	Higienização ☐	Higienização ☐
Cristal Peeling ☐	Cristal Peeling ☐	Cristal Peeling ☐	Cristal Peeling ☐
Alta Frequência ☐	Alta Frequência ☐	Alta Frequência ☐	Alta Frequência ☐
Desincruste ☐	Desincruste ☐	Desincruste ☐	Desincruste ☐
Ionização ☐	Ionização ☐	Ionização ☐	Ionização ☐
Máscara Calmante ☐	Máscara Calmante ☐	Máscara Calmante ☐	Máscara Calmante ☐
Filtro Solar ☐	Filtro Solar ☐	Filtro Solar ☐	Filtro Solar ☐

Eu, _____, estou ciente de que devo usar diariamente filtro solar.

Assinatura do Paciente: _____

Ficha de Controle de
Microdermoabrasão (Peeling de Diamante)

1ª Sessão	2ª Sessão	3ª Sessão	4ª Sessão
Data: ___/___/___	Data: ___/___/___	Data: ___/___/___	Data: ___/___/___
Higienização ☐	Higienização ☐	Higienização ☐	Higienização ☐
Peeling Diamante ☐	Peeling Diamante ☐	Peeling Diamante ☐	Peeling Diamante ☐
Alta Frequência ☐	Alta Frequência ☐	Alta Frequência ☐	Alta Frequência ☐
Desincruste ☐	Desincruste ☐	Desincruste ☐	Desincruste ☐
Ionização ☐	Ionização ☐	Ionização ☐	Ionização ☐
Máscara Calmante ☐	Máscara Calmante ☐	Máscara Calmante ☐	Máscara Calmante ☐
Filtro Solar ☐	Filtro Solar ☐	Filtro Solar ☐	Filtro Solar ☐

5ª Sessão	6ª Sessão	7ª Sessão	8ª Sessão
Data: ___/___/___	Data: ___/___/___	Data: ___/___/___	Data: ___/___/___
Higienização ☐	Higienização ☐	Higienização ☐	Higienização ☐
Peeling Diamante ☐	Peeling Diamante ☐	Peeling Diamante ☐	Peeling Diamante ☐
Alta Frequência ☐	Alta Frequência ☐	Alta Frequência ☐	Alta Frequência ☐
Desincruste ☐	Desincruste ☐	Desincruste ☐	Desincruste ☐
Ionização ☐	Ionização ☐	Ionização ☐	Ionização ☐
Máscara Calmante ☐	Máscara Calmante ☐	Máscara Calmante ☐	Máscara Calmante ☐
Filtro Solar ☐	Filtro Solar ☐	Filtro Solar ☐	Filtro Solar ☐

9ª Sessão	10ª Sessão	11ª Sessão	12ª Sessão
Data: ___/___/___	Data: ___/___/___	Data: ___/___/___	Data: ___/___/___
Higienização ☐	Higienização ☐	Higienização ☐	Higienização ☐
Peeling Diamante ☐	Peeling Diamante ☐	Peeling Diamante ☐	Peeling Diamante ☐
Alta Frequência ☐	Alta Frequência ☐	Alta Frequência ☐	Alta Frequência ☐
Desincruste ☐	Desincruste ☐	Desincruste ☐	Desincruste ☐
Ionização ☐	Ionização ☐	Ionização ☐	Ionização ☐
Máscara Calmante ☐	Máscara Calmante ☐	Máscara Calmante ☐	Máscara Calmante ☐
Filtro Solar ☐	Filtro Solar ☐	Filtro Solar ☐	Filtro Solar ☐

13ª Sessão	14ª Sessão	15ª Sessão	16ª Sessão
Data: ___/___/___	Data: ___/___/___	Data: ___/___/___	Data: ___/___/___
Higienização ☐	Higienização ☐	Higienização ☐	Higienização ☐
Peeling Diamante ☐	Peeling Diamante ☐	Peeling Diamante ☐	Peeling Diamante ☐
Alta Frequência ☐	Alta Frequência ☐	Alta Frequência ☐	Alta Frequência ☐
Desincruste ☐	Desincruste ☐	Desincruste ☐	Desincruste ☐
Ionização ☐	Ionização ☐	Ionização ☐	Ionização ☐
Máscara Calmante ☐	Máscara Calmante ☐	Máscara Calmante ☐	Máscara Calmante ☐
Filtro Solar ☐	Filtro Solar ☐	Filtro Solar ☐	Filtro Solar ☐

17ª Sessão	18ª Sessão	19ª Sessão	20ª Sessão
Data: ___/___/___	Data: ___/___/___	Data: ___/___/___	Data: ___/___/___
Higienização ☐	Higienização ☐	Higienização ☐	Higienização ☐
Peeling Diamante ☐	Peeling Diamante ☐	Peeling Diamante ☐	Peeling Diamante ☐
Alta Frequência ☐	Alta Frequência ☐	Alta Frequência ☐	Alta Frequência ☐
Desincruste ☐	Desincruste ☐	Desincruste ☐	Desincruste ☐
Ionização ☐	Ionização ☐	Ionização ☐	Ionização ☐
Máscara Calmante ☐	Máscara Calmante ☐	Máscara Calmante ☐	Máscara Calmante ☐
Filtro Solar ☐	Filtro Solar ☐	Filtro Solar ☐	Filtro Solar ☐

Eu, _____, estou ciente de que devo usar diariamente filtro solar.
Assinatura do Paciente: _____

Ficha de Controle de Tratamento de Acne

1ª Sessão	2ª Sessão	3ª Sessão	4ª Sessão
Data: ___ / ___ / ___	Data: ___ / ___ / ___	Data: ___ / ___ / ___	Data: ___ / ___ / ___
Higienização ☐	Higienização ☐	Higienização ☐	Higienização ☐
Vapor de Ozônio ☐	Vapor de Ozônio ☐	Vapor de Ozônio ☐	Vapor de Ozônio ☐
Infravermelho ☐	Infravermelho ☐	Infravermelho ☐	Infravermelho ☐
Extrações ☐	Extrações ☐	Extrações ☐	Extrações ☐
Loção Calmante ☐	Loção Calmante ☐	Loção Calmante ☐	Loção Calmante ☐
Cauterização ☐	Cauterização ☐	Cauterização ☐	Cauterização ☐
Alta Frequência ☐	Alta Frequência ☐	Alta Frequência ☐	Alta Frequência ☐
Desincruste ☐	Desincruste ☐	Desincruste ☐	Desincruste ☐
Ionização ☐	Ionização ☐	Ionização ☐	Ionização ☐
Máscara ☐	Máscara ☐	Máscara ☐	Máscara ☐
Filtro Solar ☐	Filtro Solar ☐	Filtro Solar ☐	Filtro Solar ☐

5ª Sessão	6ª Sessão	7ª Sessão	8ª Sessão
Higienização ☐	Higienização ☐	Higienização ☐	Higienização ☐
Vapor de Ozônio ☐	Vapor de Ozônio ☐	Vapor de Ozônio ☐	Vapor de Ozônio ☐
Infravermelho ☐	Infravermelho ☐	Infravermelho ☐	Infravermelho ☐
Extrações ☐	Extrações ☐	Extrações ☐	Extrações ☐
Loção Calmante ☐	Loção Calmante ☐	Loção Calmante ☐	Loção Calmante ☐
Cauterização ☐	Cauterização ☐	Cauterização ☐	Cauterização ☐
Alta Frequência ☐	Alta Frequência ☐	Alta Frequência ☐	Alta Frequência ☐
Desincruste ☐	Desincruste ☐	Desincruste ☐	Desincruste ☐
Ionização ☐	Ionização ☐	Ionização ☐	Ionização ☐
Máscara ☐	Máscara ☐	Máscara ☐	Máscara ☐
Filtro Solar ☐	Filtro Solar ☐	Filtro Solar ☐	Filtro Solar ☐

9ª Sessão	10ª Sessão
Higienização ☐	Higienização ☐
Vapor de Ozônio ☐	Vapor de Ozônio ☐
Infravermelho ☐	Infravermelho ☐
Extrações ☐	Extrações ☐
Loção Calmante ☐	Loção Calmante ☐
Cauterização ☐	Cauterização ☐
Alta Frequência ☐	Alta Frequência ☐
Desincruste ☐	Desincruste ☐
Ionização ☐	Ionização ☐
Máscara ☐	Máscara ☐
Filtro Solar ☐	Filtro Solar ☐

Relatório

_____

_____

_____

_____

_____

Ficha de Controle de Revitalização Facial

1ª Sessão

Data: ___ / ___ / ___

- Higienização ☐
- Peeling ☐
- Vapor de Ozônio ☐
- Microdermoabrasão ☐
- Alta Frequência ☐
- Desincruste ☐
- Ionização ☐
- Endermologia ☐
- Microcorrente ☐
- Eletroest. Muscular ☐
- Massagem Facial ☐
- Máscara ☐
- Filtro Solar ☐

2ª Sessão

Data: ___ / ___ / ___

- Higienização ☐
- Peeling ☐
- Vapor de Ozônio ☐
- Microdermoabrasão ☐
- Alta Frequência ☐
- Desincruste ☐
- Ionização ☐
- Endermologia ☐
- Microcorrente ☐
- Eletroest. Muscular ☐
- Massagem Facial ☐
- Máscara ☐
- Filtro Solar ☐

3ª Sessão

Data: ___ / ___ / ___

- Higienização ☐
- Peeling ☐
- Vapor de Ozônio ☐
- Microdermoabrasão ☐
- Alta Frequência ☐
- Desincruste ☐
- Ionização ☐
- Endermologia ☐
- Microcorrente ☐
- Eletroest. Muscular ☐
- Massagem Facial ☐
- Máscara ☐
- Filtro Solar ☐

4ª Sessão

Data: ___ / ___ / ___

- Higienização ☐
- Peeling ☐
- Vapor de Ozônio ☐
- Microdermoabrasão ☐
- Alta Frequência ☐
- Desincruste ☐
- Ionização ☐
- Endermologia ☐
- Microcorrente ☐
- Eletroest. Muscular ☐
- Massagem Facial ☐
- Máscara ☐
- Filtro Solar ☐

5ª Sessão

- Higienização ☐
- Peeling ☐
- Vapor de Ozônio ☐
- Microdermoabrasão ☐
- Alta Frequência ☐
- Desincruste ☐
- Ionização ☐
- Endermologia ☐
- Microcorrente ☐
- Eletroest. Muscular ☐
- Massagem Facial ☐
- Máscara ☐
- Filtro Solar ☐

6ª Sessão

- Higienização ☐
- Peeling ☐
- Vapor de Ozônio ☐
- Microdermoabrasão ☐
- Alta Frequência ☐
- Desincruste ☐
- Ionização ☐
- Endermologia ☐
- Microcorrente ☐
- Eletroest. Muscular ☐
- Massagem Facial ☐
- Máscara ☐
- Filtro Solar ☐

7ª Sessão

- Higienização ☐
- Peeling ☐
- Vapor de Ozônio ☐
- Microdermoabrasão ☐
- Alta Frequência ☐
- Desincruste ☐
- Ionização ☐
- Endermologia ☐
- Microcorrente ☐
- Eletroest. Muscular ☐
- Massagem Facial ☐
- Máscara ☐
- Filtro Solar ☐

8ª Sessão

- Higienização ☐
- Peeling ☐
- Vapor de Ozônio ☐
- Microdermoabrasão ☐
- Alta Frequência ☐
- Desincruste ☐
- Ionização ☐
- Endermologia ☐
- Microcorrente ☐
- Eletroest. Muscular ☐
- Massagem Facial ☐
- Máscara ☐
- Filtro Solar ☐

9ª Sessão

- Higienização ☐
- Peeling ☐
- Vapor de Ozônio ☐
- Microdermoabrasão ☐
- Alta Frequência ☐
- Desincruste ☐
- Ionização ☐
- Endermologia ☐
- Microcorrente ☐
- Eletroest. Muscular ☐
- Massagem Facial ☐
- Máscara ☐
- Filtro Solar ☐

10ª Sessão

- Higienização ☐
- Peeling ☐
- Vapor de Ozônio ☐
- Microdermoabrasão ☐
- Alta Frequência ☐
- Desincruste ☐
- Ionização ☐
- Endermologia ☐
- Microcorrente ☐
- Eletroest. Muscular ☐
- Massagem Facial ☐
- Máscara ☐
- Filtro Solar ☐

Relatório

_____
_____
_____
_____
_____
_____
_____
_____
_____
_____
_____
_____

Atlas Fotográfico

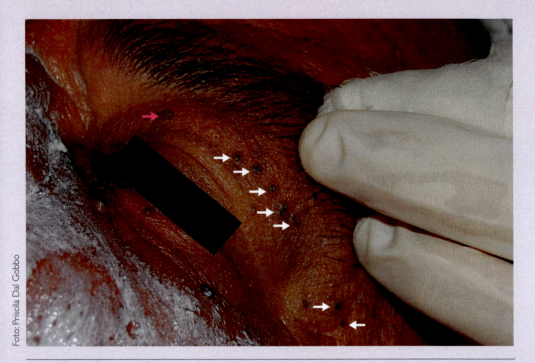

Figura 1 Presença de macrocomedões oxidados e verrugas.

→ verruga   → macrocomedão oxidado

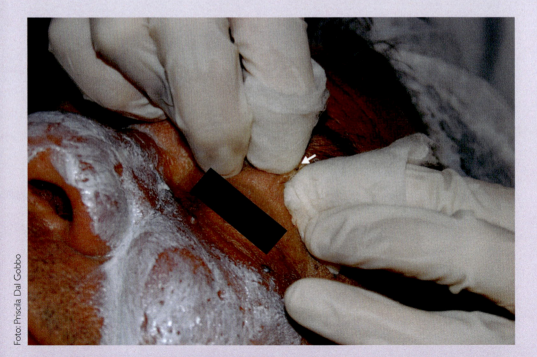

Figura 2 Extração do comedão oxidado.

→ macrocomedão oxidado

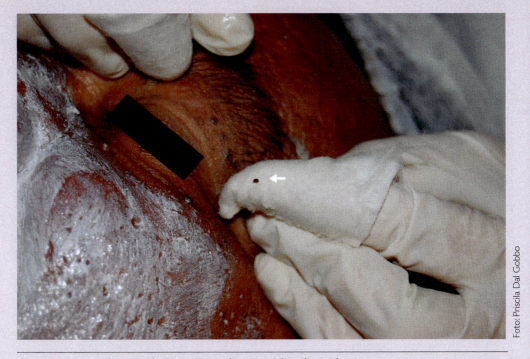

Figura 3 O comedão em algodão contendo material endurecido.

→ macrocomedão oxidado

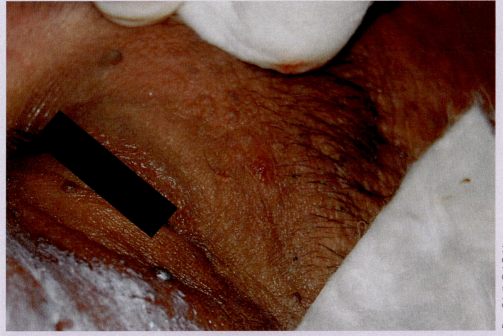

Figura 4 Retirada do comedão por meio de extração manual.

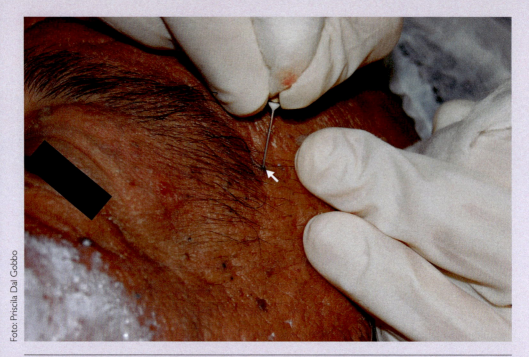

Figura 5 A agulha utilizada deve promover uma picadura muito superficial e localizada, exatamente em cima do ponto que se deseja lancetar — no caso, o comedão oxidado.

→ macrocomedão oxidado

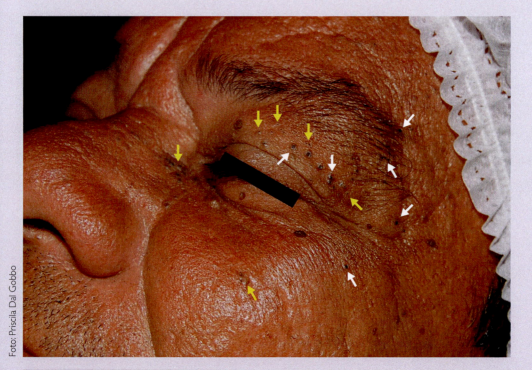

Figura 6 Macrocomedões e microcomedões oxidados. Antes da Higienização profunda da pele (LPP).

→ microcomedão oxidado   → macrocomedão oxidado

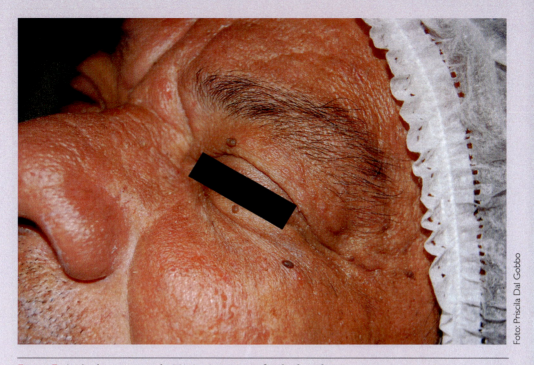

Figura 7 Após duas sessões de Higienização profunda da pele.

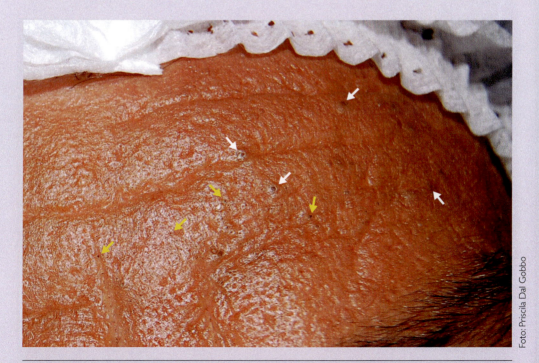

Figura 8 Região frontal com presença de microcomedões e macrocomedões oxidados.

→ microcomedão oxidado   → macrocomedão oxidado

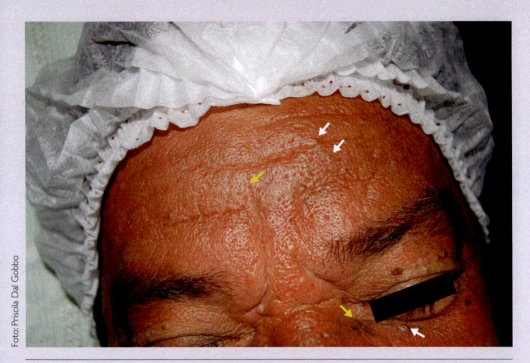

Figura 9 Pré-Higienização profunda da pele.

→ microcomedão oxidado   → macrocomedão oxidado

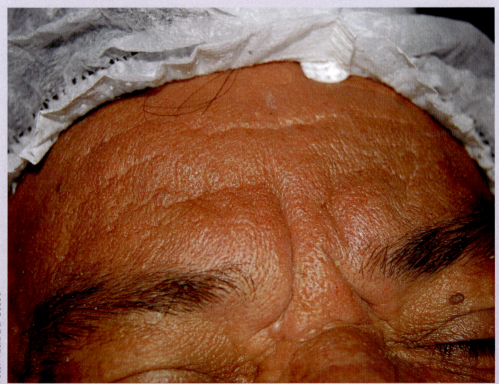

Figura 10 Pós-Higienização profunda da pele (duas sessões).

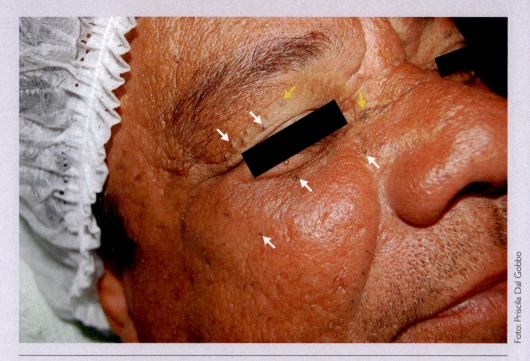

Figura 11 Pré-Higienização profunda da pele.

→ microcomedão oxidado   → macrocomedão oxidado

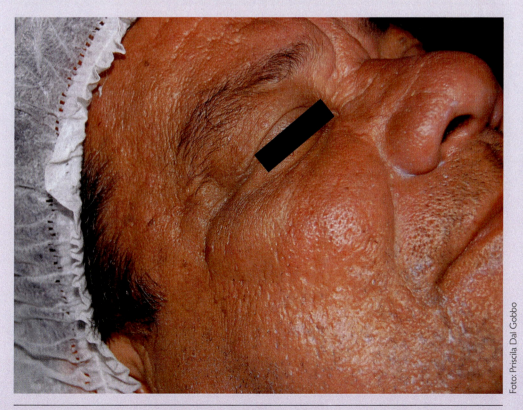

Figura 12 Pós-Higienização profunda da pele (duas sessões).

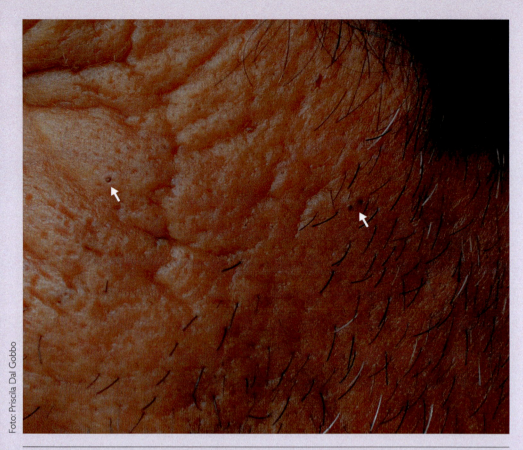

Figura 13 Presença de comedões oxidados.

→ macrocomedão oxidado

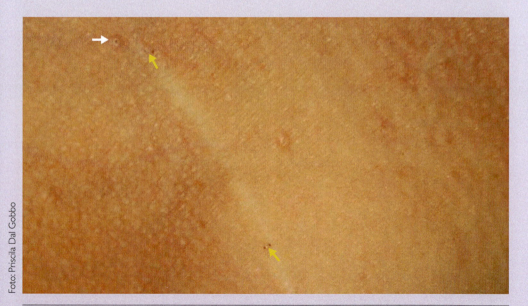

Figura 14 Região de cicatriz com macrocomedão e microcomedões oxidados.

→ microcomedão oxidado → macrocomedão oxidado

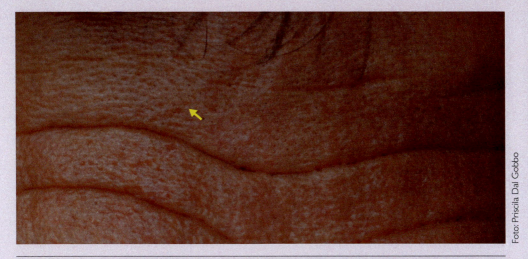

Figura 15 Microcomedões oxidados na região frontal e presença de sulcos profundos.

➡ microcomedão oxidado

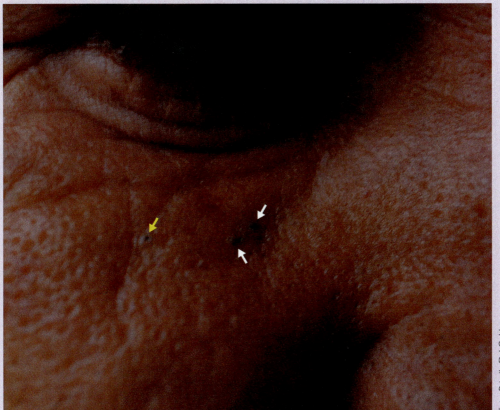

Figura 16 Presença de comedões oxidados na região infraorbital.

➡ microcomedão oxidado   ➡ macrocomedão oxidado

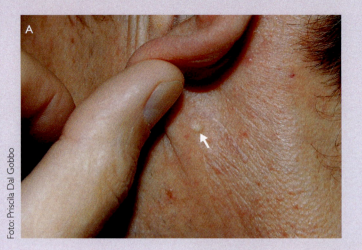

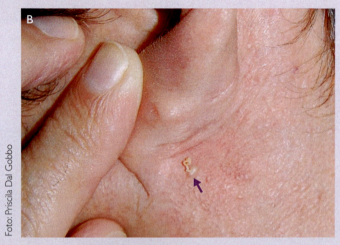

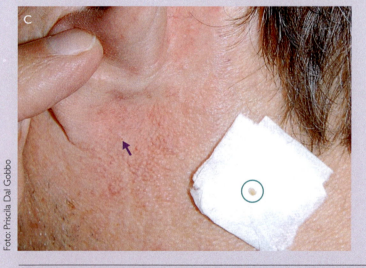

Figura 17 (A) Comedão branco; (B) Extração do comedão branco. Observa-se a saída do material esbranquiçado; (C) Papel toalha contendo o comedão branco. *Seta pequena roxa*: local da extração do comedão.

→ local da extração do comedão　　→ comedão branco　　◯ comedão branco

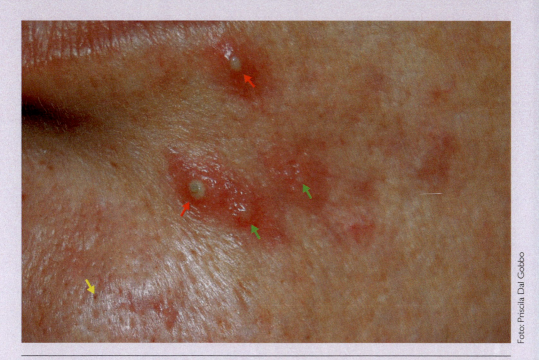

Figura 18 Realização de punção superficial na pústula, com saída de pequena quantidade de secreção purulenta. Observa-se também outra pústula íntegra e uma formação pápulo-pustulosa e microcomedão oxidado.

→ microcomedão oxidado　　　→ pústula　　　→ pápula

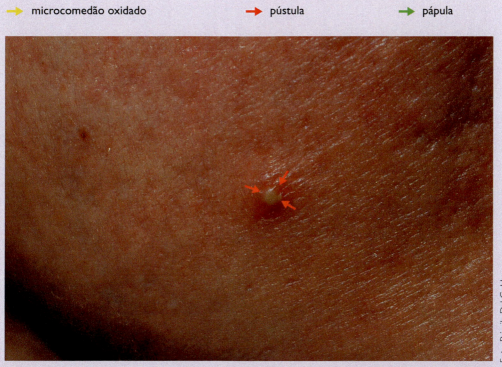

Figura 19 Acne Grau II. Observa-se a presença de pequena e grande pústulas e diversas cicatrizes atróficas de acne em decorrência de regeneração dos tecidos afetados pela inflamação.

→ pústula

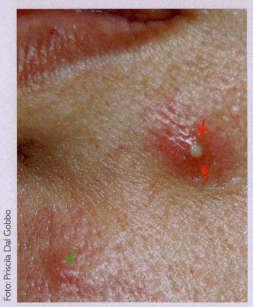

→ pústula
→ pápula

Figura 20 Acne Grau II. Pústula e pápula.

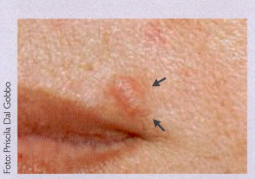

→ nódulo

Figura 21 Nódulo ao redor da boca; parte superior dos lábios.

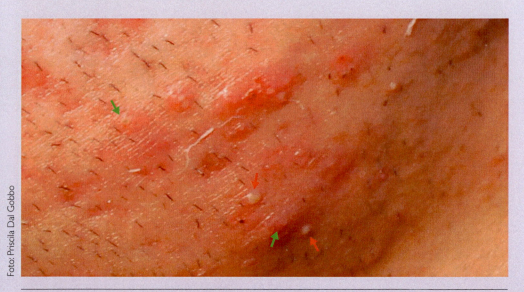

Figura 22 Presença de pústulas e pápulas.
→ pústula   → pápula

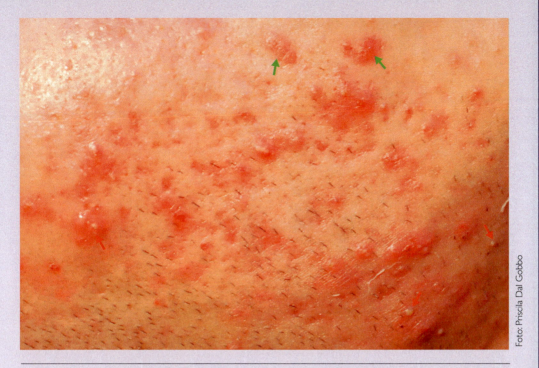

Figura 23 Presença de pústulas e pápulas.

→ pústula   → pápula

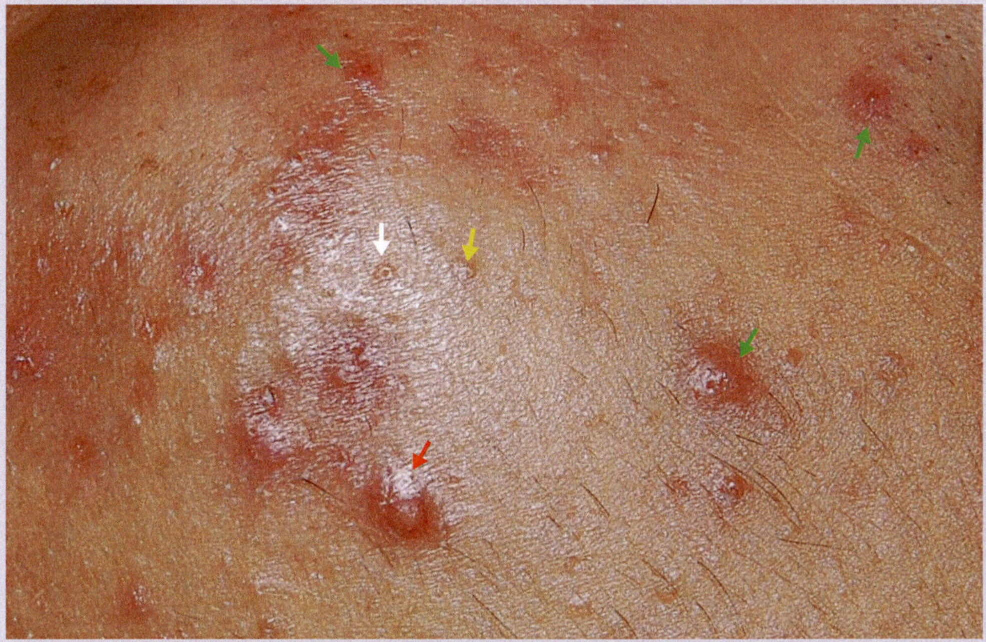

Figura 24 Acne Grau I: presença de comedões abertos ou fechados iniciando processos inflamatórios. Acne Grau II: acne inflamatória, com presença de pápulo-pústulas com reações inflamatórias.

→ microcomedão oxidado   → macrocomedão oxidado   → pústula   → pápula

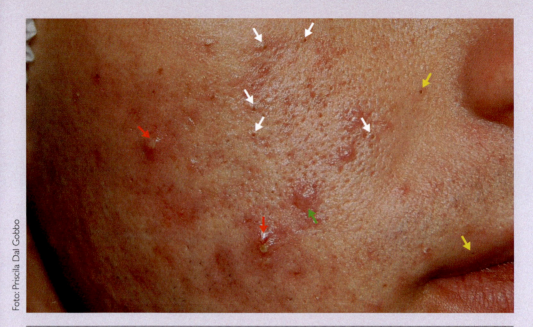

Figura 25 Acne Grau I: fase não inflamatória ou comedogênica. Acne Grau II: fase inflamatória, com comedões inflamados, pústulas e pápulas. Observa-se os óstios dilatados, característica de pele lipídica.

→ microcomedão oxidado   → macrocomedão oxidado   → pústula   → pápula

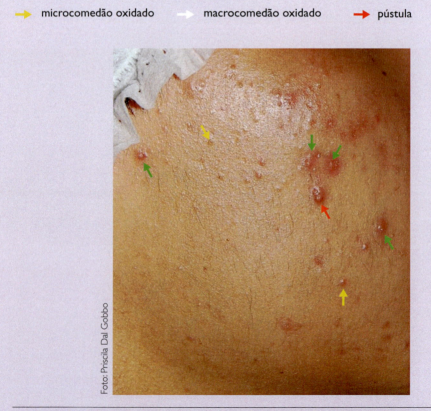

Figura 26 Acnes Graus I e II: presença de pápulas, pústulas e comedões oxidados e brancos.

→ microcomedão oxidado   → pústula   → pápula

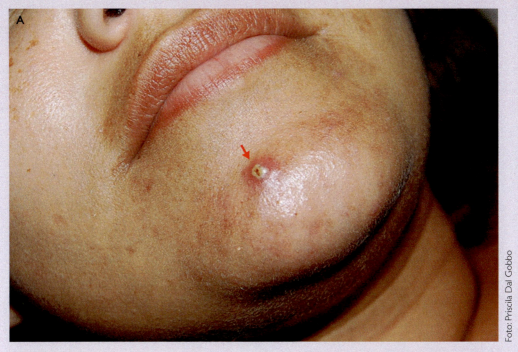

→ pústula

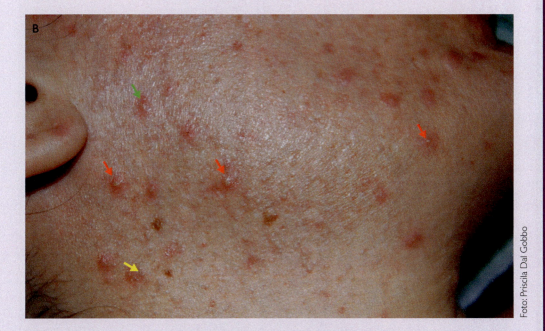

Figura 27 Pápulas, pústulas e diversos comedões oxidados e brancos.

→ microcomedão oxidado   → pústula   → pápula

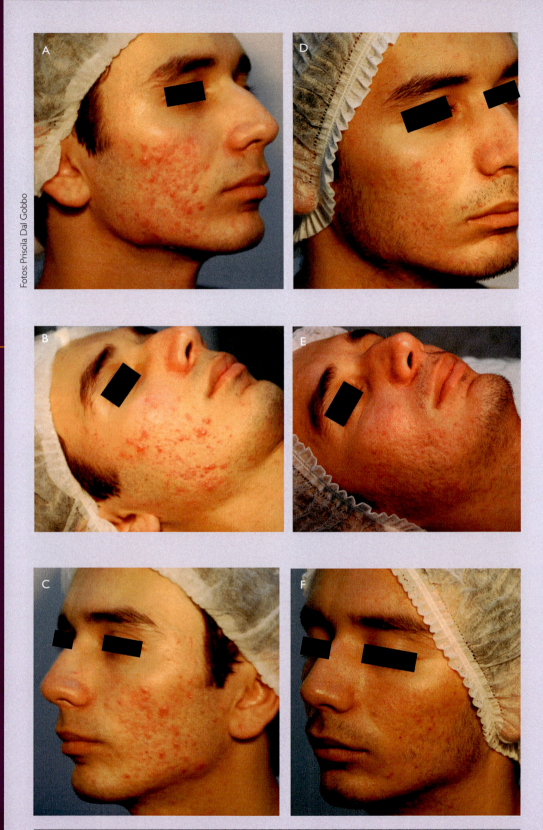

Figura 28 (A, B, C, D, E, F) Esquerda: Fotos tiradas após três sessões de tratamento de acne. Direita: fotos tiradas após onze sessões de tratamento de acne.

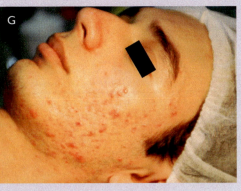
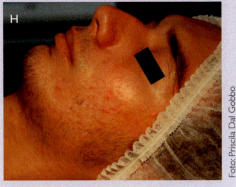

Figura 28 (G e H) Esquerda: Foto tirada após três sessões de tratamento de acne. Direita: foto tirada após onze sessões de tratamento de acne.

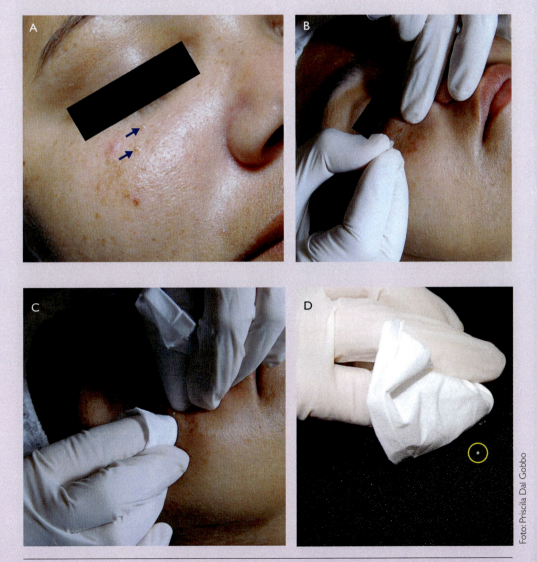

Figura 29 (A) Mília (B) Lancetar superficialmente com a agulha de insulina no millium para facilitar a extração manual (C) Extração do millium (D) Material do millium (bolinha de sebo).

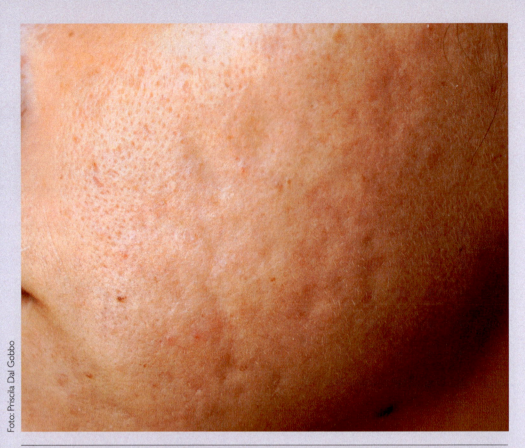

Figura 30 Observa-se lesões atróficas nítidas, sequelas de acne e óstios dilatados, característica de pele lipídica.

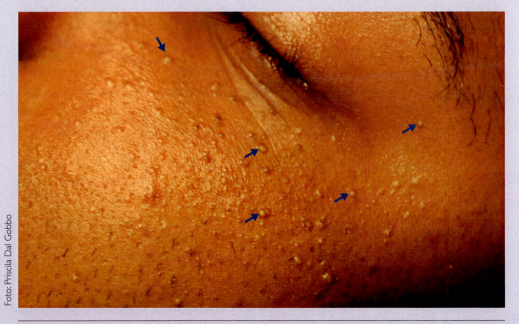

Figura 31 Hemi face com várias milia.

→ milia

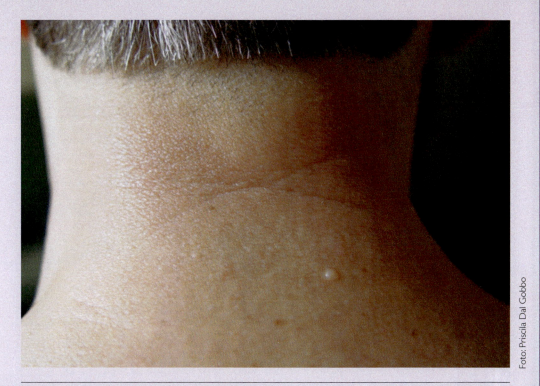

Figura 32 Elastose solar, cútis romboidal da nuca. Alteração solar na cútis com formação de dobras, configurando início de losangos.

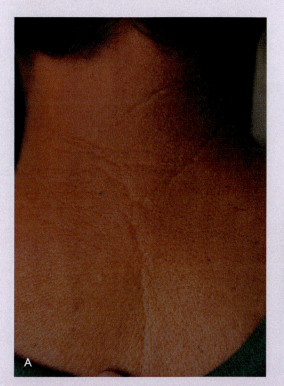
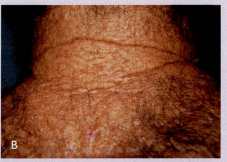

Figura 33 (A) Elastose solar: alterações na cútis com formação de dobras configurando losangos; (B) Elastose solar: cútis romboidal profunda na região da nuca.

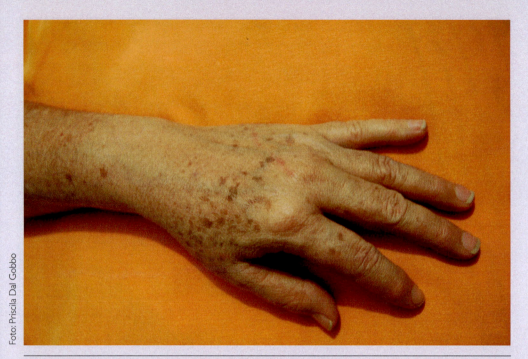

Figura 34 As máculas senis são provocadas pela alteração da produção da melanina, pelos melanócitos. Com o avanço da idade e a não utilização do protetor solar, a distribuição de melanina passa a não ser mais uniforme, causando máculas mais escuras em alguns pontos; melanócitos com grande produção, hipercromia.

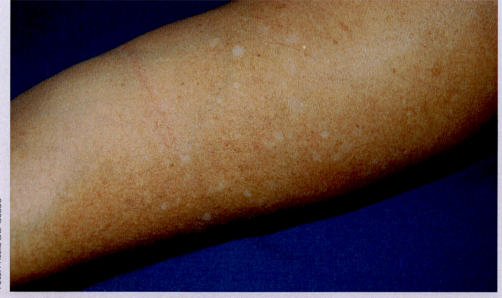

Figura 35 Predomínio de máculas acrômicas: máculas esbranquiçadas, ausência total ou parcial de melanina, ocorrendo acromia ou hipocromia.

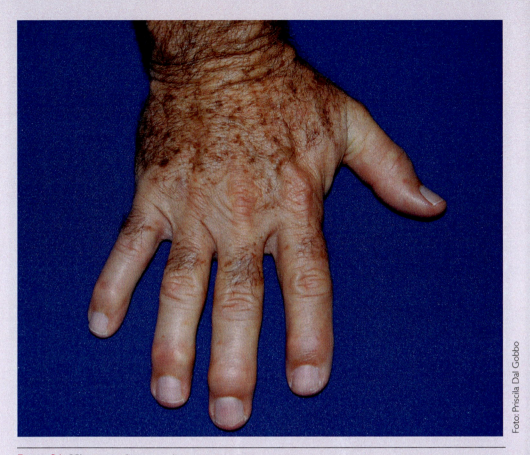

Figura 36 Hipercromias nas mãos.

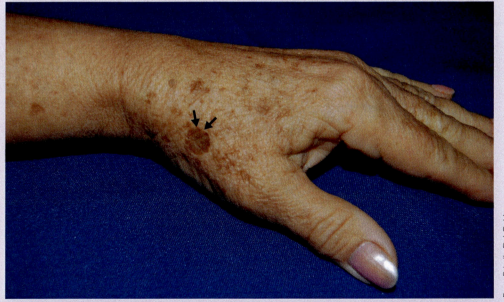

Figura 37 Lentigo senil.

➡ lentigo solar

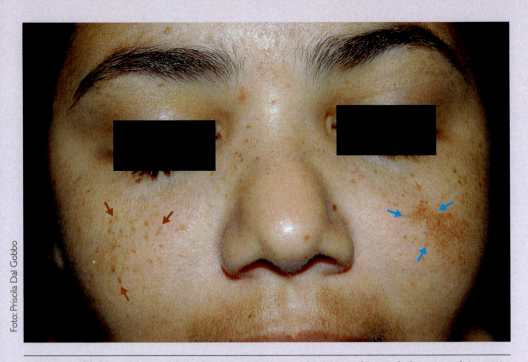

Figura 38 Efélides (sardas) e início de uma grande mancha hipercrômica (lado esquerdo); região supralabial com hipercromia, evidenciando futuro melasma.

→ mancha → efélides

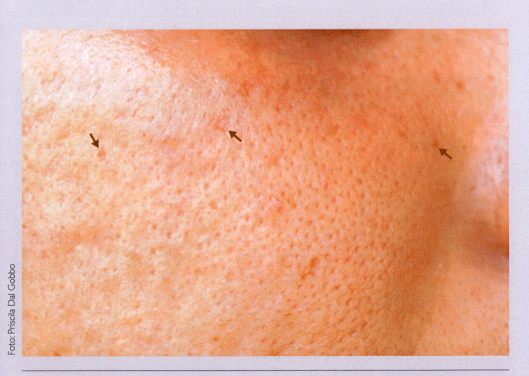

Figura 39 Presença de efélides (pequenas sardas), cicatrizes de acne e óstios dilatados (característica de pele lipídica).

→ efélides

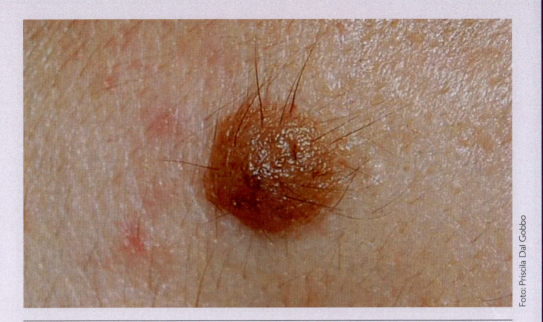

Figura 40 Nevo verrucoso piloso.

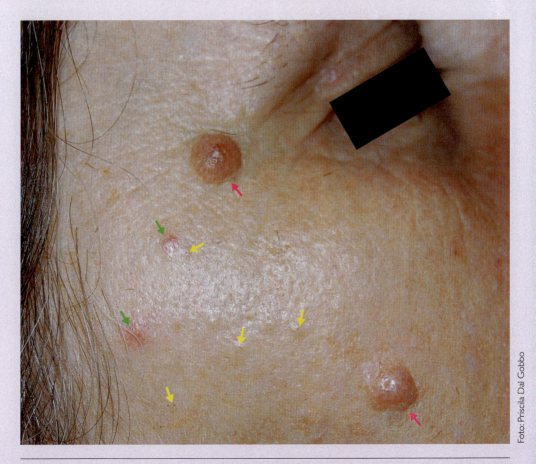

Figura 41 Presença de pápulas, microcomedões oxidados e nevo verrucoso.

→ microcomedão oxidado → verruga → pápula

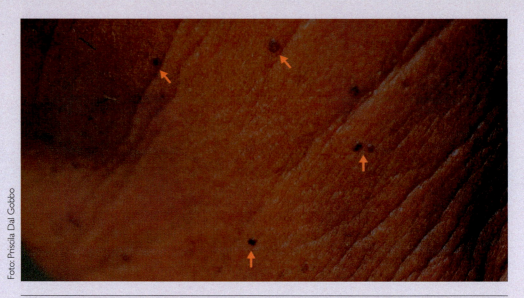

Figura 42 Dermatose papulosa nigra na região do pescoço.

→ dermatose papulosa nigra

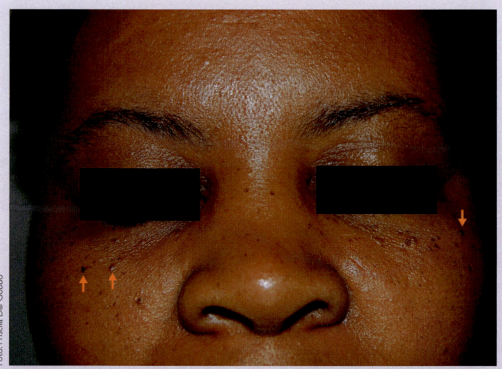

Figura 43 Dermatose papulosa nigra na região infraorbital.

→ dermatose papulosa nigra

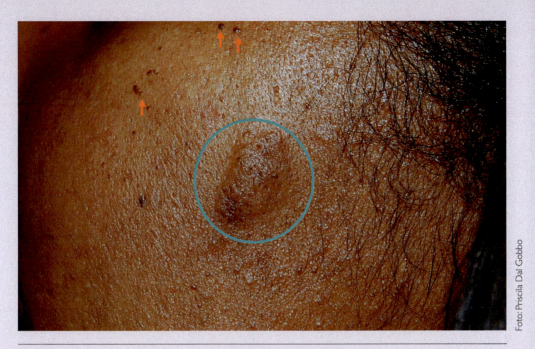

Figura 44 Presença de dermatose papulosa nigra e cisto sebáceo.

→ dermatose papulosa nigra   ◯ cisto sebáceo

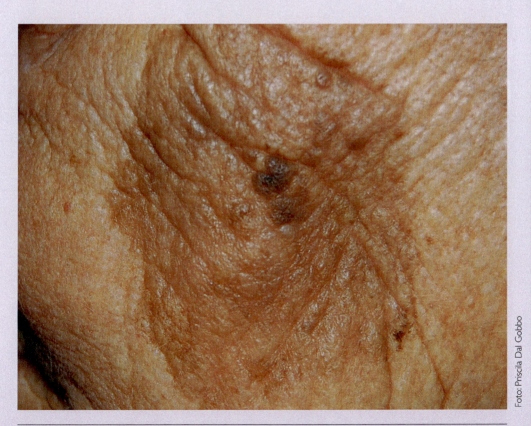

Figura 45 Presença de elastose solar ou senil, mancha hipercrômica (lentigo solar).

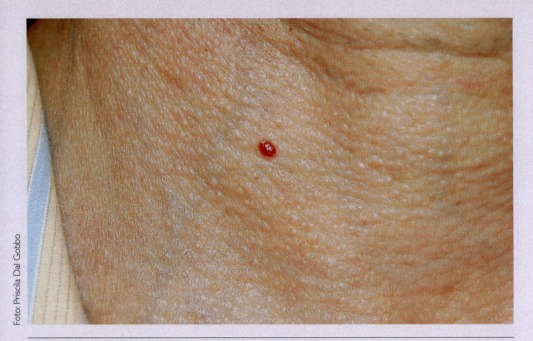

Figura 46 Dermatose rubi.

Referências Bibliográficas

1. Alberts B, Bray D, Hopkin K et al. Fundamentos da biologia celular. Porto Alegre: Artmed; 1999.

2. Arnould-Taylor W. *Princípios e prática de fisioterapia*. 4ª Ed. Porto Alegre: ArtMed; 1999. P. 143-144.

3. Azulay RD. *Dermatologia*. Rio de Janeiro: Guanabara Koogan; 2008.

4. Bechelli LM, Curban GV. *Compêndio de dermatologia*. 5ª ed. São Paulo: Atheneu; 1967.

5. Benjamini E, Sunshine G, Coico R. *Imunologia*. 4ª ed. Rio de Janeiro: Guanabara Koogan; 2005.

6. Blome DW. *Endermologie: its use in the cosmetic surgical practice*. Cosmetic Dermatology. 2003;16(11S5)29.

7. Borges F. *Dermato funcional: modalidades terapêuticas nas disfunções estéticas*. São Paulo: Editora Phorte; 2006.

8. Buchil L. *Radicais livres e antioxidantes*. Cosmetics e Toiletries. 2002;14(2):54-57.

9. Bussulo RS, Deus SK. *Laser nas úlceras*. Fisio & Terapia. 2003;8(41):27-28.

10. Canizares O. *Atlas Schering das alterações da pigmentação*. Schering. P. 4, 6, 10, 14, 26, 27.

11. Carruthers JA, Weiss R, Narurkar V, Flynn TC. *Intense pulsed light and botulinum toxin type A for the aging skin*. Supplement to Cosmetic Dermatology. 2003;16(11S5)29.

12. César e Sezar. *Biologia*. São Paulo: Editora Saraiva.

13. Christophers E, Sterry W, Schubert Ch, Bräuer H. *Elementa dermatológica — atlas Ilustrado sobre morfologia e fisiopatologia da pele*. São Paulo: Hoechst; 1994. P. 28-33, 43.

14. Costa e Oliveira DAG, Dutra EA, Santoro RM, Kedorhackmann ERM. *Protetores solares, radiações e pele*. Cosmetics e Toiletries. 2003;16(2):68-72.

15. Crane JS, Hood PB. *Treatment of facial rhytides with the 755-nm alexandrite laser*. Cosmetic Dermatology. 2005;18(3):227-231.

16. Creder H. *Instalações elétricas*. 14ª ed. Rio de Janeiro: Editora LTC.

194 | Estética Facial Essencial

17. Di Mambro VM, Marquele FD, Fonseca MJV. *Avaliação in-vitro da ação anti-oxidante em formulações antienvelhecimento.* Cosmetics e Toiletries. 2005;17(4).

18. Dintzis RZ, Donna EH. *Fundamentos de Rubin — patologia.* Rio de Janeiro: Guanabara Koogan; 2007.

19. Esteve M. *Envelhecimento cutâneo.* Cosmetics e Toiletries. 1994;6(2):48.

20. Eveline C. *Dossiê de hipercromias.* Revista Bel Col. 2006;32.

21. Farmacopa – Farmácia de Manipulação. *Manual da terapêutica dermatológica integrada.* Rio de Janeiro; 1996.

22. Guimarães LA, Fonte Boa M. *Física para o segundo grau — eletricidade e ondas.* Rio de Janeiro: Grafcen; 1994.

23. Guirro E, Guirro R. Fisioterapia dermato-funcional: fundamentos, recursos, patologias. 3ª ed. São Paulo: Editora Manole; 2004.

24. Gutmann AZ. *Fisioterapia atual.* São Paulo: Pancast Editorial; 1991.

25. Guyton AC. *Fisiologia humana.* Rio de Janeiro: Editora Guanabara Koogan; 1996.

26. Jawetz E, Levinson W. *Microbiologia médica e imunologia.* 7ª ed. Porto Alegre: Artmed; 2005. P.16-19, 36, 38, 95, 96, 181.

27. Junqueira LCU, Carneiro J. *Histologia básica.* 9ª ed. Rio de Janeiro: Guanabara Koogan; 1999.

28. Kitcher S, Barzin S. *Eletroterapia de Clayton.* São Paulo: Manoel, 1998.

29. Lehninger AL, Cox N, Yarborough K. *Princípios de bioquímica.* 4ª ed. São Paulo: Editora Sarvier; 2006.

30. Lindemann K, Teirich-Leube H, Heipertz W. *Tratado de rehabilitación — termoterapia.* Barcelona: Ed. Labor; 1970 (tomo I, 42-51).

31. Linhares S, Gewandsznadjer F. *Biologia.* São Paulo: Ática; 2007.

32. Lukaski HC. *Requirements for clinical use of bioelectrical impedance analysis (BIA).* Ann N Y Acad Sci. 1999;20(873):72-6.

33. Macedo O, Preston L. *Acne tem cura.* Rio de Janeiro: Editora Globo; 2007. P. 37.

34. Macedo OR, Turovelzky HL, Silva I, Teixeira SV. *Corrente galvânica e ionização.* Nouvelles Esthétiques. 2000;53:18-33.

35. Magalhães J. *Cosmetelogia.* Rio de Janeiro: Rubio; 2000. P. 213-214.

36. Mamede JA. *Embriologia veterinária comparada.* 1ª ed. Rio de Janeiro: Guanabara Koogan;1999.

37. Meirelles MC. *Estética.* 1ª. Rio de Janeiro: Editora Vida Estética; 1990. P. 186.

38. Miedes WR. *Electroestética.* Madri: Editora Videocinco; 1999. P. 68-75.

39. Millman J, Halkias CC. *Eletrônica: dispositivos e circuitos.* São Paulo: McGraw-Hill; 1981.

40. Moore KL, Dalley AF. *Anatomia orientada para a clínica.* 5ª ed. Rio de Janeiro: Guanabara Koogan; 1994.

41. Murray P, Rosenthal KS, Faller MA. *Microbiologia médica.* 5ª ed. Rio de Janeiro: Elsevier; 2006.

Referências Bibliográficas | 195

42. Pereira F. *Eletroterapia sem mistérios — aplicações em estética facial e corporal.* 3ª ed. Rio de Janeiro: Rubio; 2007. P. 215, 218.

43. Ramalho, Nicolau e Toledo. *Os fundamentos da física.* São Paulo: Editora Moderna; 1999.

44. Rey L. *Dicionário de termos técnicos de medicina e saúde.* 2ª ed. Rio de Janeiro: Guanabara Koogan; 2003.

45. Roberto AE. *Eletroestimulação: o exercício do futuro.* São Paulo: Editora Phorte; 2006. P. 18-22.

46. Rosseti RA. *Dermotonia: aplicabilidade nos protocolos de queloides e cicatrizes hipertróficas.* Up to Date Magazine. 2002;46:56-58.

47. Sadick NS. *A structural approach to non-ablative rejuvenation.* Cosmetic Dermatology. 2002;15(12):39-43.

48. Sampaio SAP, Castro RM, Rivitti EA. *Dermatologia básica.* 2ª ed. São Paulo: Editora Artes Médicas; 1978.

49. Schoeller DA. *Bioelectrical impedance analysis. What does it measure?* Ann N Y Acad Sci. 2000 May;904:159-62.

50. Silva MT. *Eletrolifting.* Rio de Janeiro: Editora Vida Estética; 1998. P. 110-113.

51. Silva MT. *Eletroterapia em estética facial.* São Paulo: Editora Robe; 1997.

52. Soriano MCD, Pérez SC, Baques MIC. *Electroestética profesional aplicada — teoria y practica para la utilización de corrientes en estetica.* Espanha: Sorisa;2000. P. 157-162.

53. Starkey C. *Recursos terapêuticos em fisioterapia.* Barueri-SP: Manole; 2001.

54. Trabulsi LR, Alterthum F. Microbiologia. 5ª ed. São Paulo: Atheneu; 2008. P. 103 e 411.

55. Winter WR. *Eletrocosmética.* 3ª ed. Rio de Janeiro: Editora Vida Estética; 2001. P. 185-206.

56. Yum JS. *ABC da saúde — teoria e prática da probiótica.* 2ª ed. São Paulo: Convite; 1988.

57. Ramalho, Nicolau e Toledo. *Os fundamentos da física.* São Paulo: Editora Moderna; 1999.

Índice Remissivo

A

Abscesso, 61, 66, 158, 160

Acantólise, 71

Albinismo, 69, 158, 160

Anamnese, 59-65, 69, 73, 79, 84, 87

Antissepsia, 24-25

Antisséptico, 24-25, 85, 96, 117, 123

Apócrinas, 9, 46

Assepsia, 20, 25, 84, 89, 130, 144, 147, 150

Atrofia, 66, 70, 119, 129

B

Bactérias, 11, 25-26, 41-45, 116, 144

Biossegurança, 19, 21, 23, 25, 118

C

Camada papilar, 5, 7

Camada reticular, 5

Carbúnculo, 71

Células de Langerhans, 4

Cianose, 12, 67, 158, 160

Cicatriz hipertrófica, 66, 158, 160

Cicatriz hipotrófica, 66

Colágeno, 8, 66, 71, 87, 102, 117, 131, 133

Comedão, 60-64, 77, 83, 90, 98, 109, 176

Comedão branco, 60, 64, 110, 158, 160, 176

Comedão oxidado, 60, 64, 77, 110, 158, 160, 170

Corpúsculo de Meissner, 6-7

Corpúsculo de Merckel, 6

Corpúsculo de Paccini, 6

Corrente Alternada, 38, 89, 92, 136

Corrente Contínua, 38-39, 97-98, 101, 124-125

Crosta, 70, 73, 97

D

Degermação, 24-25

Dermatite seborreica, 71, 74

Dermatose papulosa nigra, 71, 190-191

Dermatose rubi, 72, 192

Derme, 2-7, 63, 68, 72, 75, 108, 115, 136

Dermografismo, 72

Descontaminação, 25, 93

Desinfestação, 25

Desinfetante, 25-26, 90, 92

Desmossoma, 4, 72

Detergente, 25, 97

E

Edema, 42, 66, 72, 75, 115, 122, 124, 138-139

198 | Estética Facial Essencial

Efélides, 68-69, 158, 188

Eletricidade, 29-35, 37-40

Eletrodo "chuveiro" ou "mãozinha", 56

Eletrodo borracha, 99, 101, 103, 134, 138

Eletrodo cauterizador ou fulgurador, 55, 94-96

Eletrodo cebolão ou standard, 55, 57, 93, 124, 129, 150

Eletrodo cebolinha, 55, 93-94, 124, 131

Eletrodo esponja, 54, 58, 98, 102, 104, 134, 138-139

Eletrodo forquilha, 55, 93

Eletrodo jacaré, 98-101

Eletrodo pente, 55, 94

Eletrodo rolinho, 93, 102-103, 131, 134

Eletrodo saturador, 56, 94-95, 131

Energia cinética, 34, 122

Energia potencial, 34

Epiderme, 2-9, 63, 68, 70, 72, 74, 87, 98, 119, 139, 143, 145-146

Eritema, 67, 110, 119, 125, 151, 158, 160

Erosão, 70, 143-144, 146-147

Escamação, 70

Escoriação, 70, 72, 74, 133

Esterilização, 25-26

Esterilizante, 26

Estrato basal, 2

Estrato córneo, 47

Exame cutâneo, 60, 77, 133, 146

F

Fissura, 70

Foliculite, 71-72

G

Glândulas sebáceas, 8, 12, 42, 45-46, 78, 98, 108, 110, 113-115, 147

Glândulas sudoríferas, 9

H

Hipercromia, 68-69, 143, 158, 160, 186, 188

Hipoderme, 6, 63, 66, 70

I

Impedância, 39-40, 143

Íon, 34

L

Lâmpada de Wood, 60, 146

Leucodermia, 69

Limpeza de pele, 77-79, 83, 88, 93-98, 108, 161-162

Lupa, 60, 77, 87, 120, 146

Luvas, 19-22, 85

M

Mácula, 67-69, 73

Malassezia furfur, 47

Mancha, 67-69, 73, 188, 191

Manuseio de aparelhos, 27

Máscaras/Respiradores, 21

Melanina, 4, 62-68, 71-74, 110, 186

Melanócito, 69, 73

Melasma, 68-69, 158, 160, 188

Merócrinas, 9

Microbiota normal, 41-42

Milium, 61, 64-65, 158, 160

Músculo Abaixador do Ângulo da Boca, 14

Músculo Abaixador do Lábio Inferior, 15

Músculo Bucinador, 16

Músculo Corrugador dos Supercílios, 17

Músculo Epicrânico, 18

Músculo Levantador do Ângulo da Boca, 14

Músculo Levantador do Lábio Superior, 13

Músculo Levantador do Lábio Superior e da Asa do Nariz, 13

Músculo Mentual, 15

Músculo Nasal, 16

Músculo Orbicular da Boca, 15

Músculo Orbicular do Olho, 17

Músculo Platisma, 12

Músculo Prócero, 17

Músculo Risório, 16

Músculo Zigomático Maior, 14

Músculo Zigomático Menor, 13

N

Nódulo, 61, 64, 158, 160, 178

Normas para Cosméticos, 20

O

Olheira, 74, 158, 160

Óxido de Alumínio, 49-51, 117, 144, 146, 148

P

Pápula, 61, 63-64, 73, 143, 158, 160, 178-181, 189

Pele, 1-18, 24, 35, 42, 45-50, 62-70, 77-86, 92-104, 107, 121, 136, 141, 144-160, 188

Pele Acneica, 46, 63, 77, 96, 109, 119, 125, 136, 143

Pele Alípica, 63, 74, 78, 84, 98, 106, 158, 160

Pele Endérmica ou Normal, 63

Pele Lipídica ou Graxa, 63

Pele Mista, 63, 78, 81, 98, 104, 106

Pele Sensível, 63, 78, 80, 104

Pelos, 7-12, 63, 70, 73, 110, 121, 128, 144-145, 158, 160, 186

Potência Elétrica, 37

Propionibacterium Acnes, 45-46, 109

Pústula, 60, 65, 90, 111, 115, 124, 158, 177-181

Q

Queloide, 66, 158, 160

Queratinócito, 75

Queratinócitos, 4, 8, 42

Queratose ou Ceratose, 67

R

Regiões Cutâneas, 18, 60, 62

Reino Monera, 43

Rubor, 42, 68, 158-160

T

Telangiectasias, 68, 116, 128, 158, 160

Terminação Nervosa Livre, 6-7

U

Ulceração, 70

Umectante, 74-75

Unha, 8